Bericht zum 10-jährigen Jubiläum des Bundesamtes für Verbraucherschutz und Lebensmittelsicherheit

Bericht zum 10-jährigen Jubiläum des Bundesamtes für Verbraucherschutz und Lebensmittelsicherheit

Vom Acker bis zum Teller –
10 Jahre BVL
im Dienste des Verbraucherschutzes

BVL-Reporte

IMPRESSUM

Bibliografische Information der Deutschen Bibliothek

Die Deutsche Nationalbibliothek verzeichnet diese Publikation in der Deutschen Nationalbibliografie; detaillierte bibliografische Daten sind im Internet über http://dnb.d-nb.de abrufbar.

ISBN 978-3-0348-0661-9
ISBN 978-3-0348-0662-6 (eBook)
DOI 10.1007/978-3-0348-0662-6
Springer Basel Dordrecht Heidelberg London New York

Herausgeber:	Bundesamt für Verbraucherschutz und Lebensmittelsicherheit (BVL) Dienststelle Berlin Mauerstraße 39–42 D-10117 Berlin
Koordination: Schlussredaktion:	N. Banspach (BVL, Pressestelle), Ulrike Trapp (BVL, Leitungsbüro) N. Banspach(BVL, Pressestelle), K. Bentlage (kb-lektorat), Dr. S. Dombrowski (BVL, Pressestelle)
V.i.S.d.P: Umschlaggestaltung: Titelbild: Satz:	N. Banspach (BVL, Pressestelle) Gestaltwandler, Bonn und Birkhäuser S. Pigur, Potsdam le-tex publishing services GmbH

Springer Basel AG, Postfach 133, CH-4010 Basel, Schweiz
Ein Unternehmen der Fachverlagsgruppe Springer Science+Business Media

Gedruckt auf säurefreiem und chlorfrei gebleichtem Papier
Printed in Germany
BVL-Reporte, Band 7, Heft 6

9 8 7 6 5 4 3 2 1   www.springer.com

Inhaltsverzeichnis

Einleitung

1.1 Vom Acker bis zum Teller – 10 Jahre BVL im Dienste des Verbraucherschutzes

Vor mehr als 300 geladenen Gästen feierte das Bundesamt für Verbraucherschutz und Lebensmittelsicherheit (BVL) am 31. Oktober 2012 in Braunschweig sein zehnjähriges Bestehen mit einem fachlichen Symposium und einer Festveranstaltung. Unter den Gratulanten waren die Bundesministerin für Ernährung, Landwirtschaft und Verbraucherschutz Ilse Aigner, der niedersächsische Landwirtschaftsminister Gerd Lindemann und die Direktorin der Europäischen Behörde für Lebensmittelsicherheit (EFSA) Catherine Geslain-Lanéelle.

Als 2002 das BVL in Folge der BSE-Krise gegründet wurde, wurden erstmals die Risikomanagementaufgaben entlang der Lebensmittelkette in einem Amt zusammengefasst und von der Risikobewertung getrennt. Auf dem Fachsymposium zum BVL-Jubiläum wurde diese grundlegende Trennung von Vertretern der Länder, des Bundes und der EU sowie von Industrie, Handel und Verbraucherorganisationen diskutiert. Außerdem wurden in den Beiträgen des Symposiums die Perspektiven des BVL in der Zukunft behandelt.

Im Anschluss an das Fachsymposium wurde das runde Jubiläum des BVL auf einer Festveranstaltung gefeiert.

Bundesverbraucherschutzministerin Ilse Aigner hob in ihrem Grußwort hervor, dass das BVL mittlerweile eine Schlüsselfunktion für die Lebensmittelsicherheit in Deutschland habe. „Es ist aber nicht nur ein Stabilitätsanker in stürmischen Zeiten. Das BVL ist in allererster Linie der Vordenker, der Krisen über Prävention abwendet. Nicht als Nothelfer, der sich mit lauter Sirene seinen Weg bahnt, sondern als vorausschauender Manager von Risiken." Der niedersächsische Landwirtschaftsminister Gerd Lindemann betonte ebenfalls die wichtige tägliche Arbeit des BVL. „Es vergeht für unsere Landesbehörden kein Tag, ohne dass sie Dienstleistungen des BVL wahrnehmen." Das BVL sei in den vergangenen zehn Jahren zu einem unverzichtbaren Partner der Bundesländer geworden, zu einer „Drehscheibe für die Lebensmittelüberwachung". Die Direktorin der Europäischen Behörde für Lebensmittelsicherheit (EFSA), Catherine Geslain-Lanéelle, sieht im BVL einen „der Schlüsselpartner im europäischen System der Lebensmittelsicherheit". Das BVL sei aber mehr als ein Partner, es sei ein Freund. „Freunde erkennt man, wenn etwas falsch läuft. Gerade in stürmischen Zeiten ist das BVL ein Pfeiler der Stabilität."

Die Vorträge der Referenten des Fachsymposiums (Kap. 2) und die Grußworte der Festredner (Kap. 3) sind in diesem BVL-Report veröffentlicht. In Kap. 4 ist die zehnjährige Geschichte des BVL zusammengefasst und in einem Zeitstrahl optisch aufbereitet. Kapitel 5 zeigt Impressionen der Jubiläumsveranstaltung.

Bericht zum 10-jährigen Jubiläum des Bundesamtes für Verbraucherschutz und Lebensmittelsicherheit,
DOI 10.1007/978-3-0348-0662-6_1,© Bundesamt für Verbraucherschutz und Lebensmittelsicherheit (BVL) 2013

Referentenbeiträge des Fachsymposiums „Vom Acker bis zum Teller – 10 Jahre BVL im Dienste des Verbraucherschutzes"

2.1 Eröffnung

Dr. Helmut Tschiersky-Schöneburg, Präsident, Bundesamt für Verbraucherschutz und Lebensmittelsicherheit (BVL)

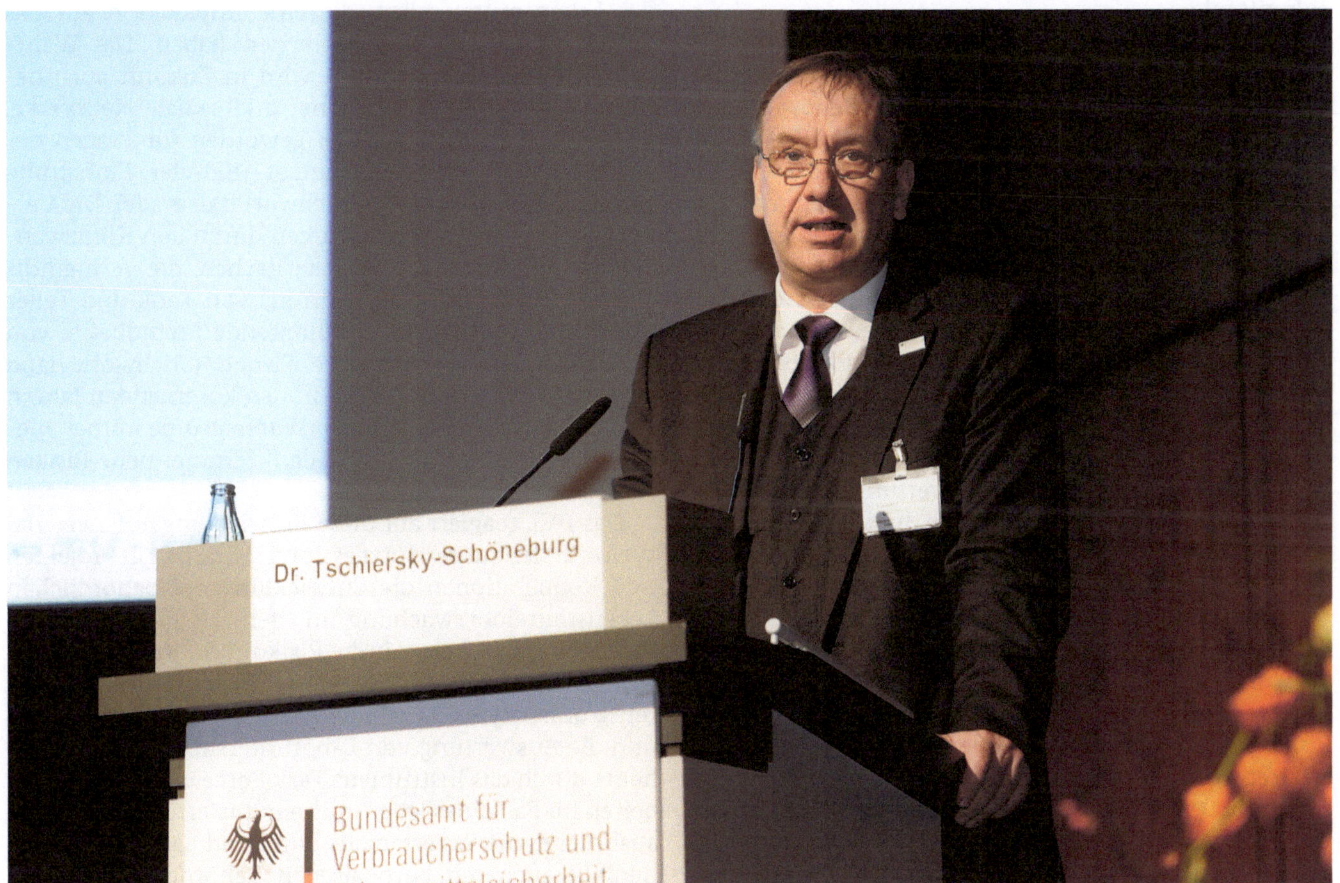

Sehr geehrter Herr Ministerialdirektor Kühnle, sehr geehrter Herr Ministerialdirektor Grugel, liebe Kolleginnen und Kollegen, werte Gäste,

ich danke Ihnen, und besonders allen Aktiven und Vortragenden des heutigen Tages, für Ihr Kommen und Ihr Interesse.

Bericht zum 10-jährigen Jubiläum des Bundesamtes für Verbraucherschutz und Lebensmittelsicherheit,
DOI 10.1007/978-3-0348-0662-6_2,© Bundesamt für Verbraucherschutz und Lebensmittelsicherheit (BVL) 2013

Meine Damen und Herren, 10 Jahre BVL – ist das wirklich schon ein Grund zum Feiern? 10 Jahre ist keine lange Zeit, vergleicht man sie mit den 125 Jahren, auf die die Physikalisch-Technische Bundesanstalt mit Sitz in Braunschweig zurückblicken kann. Oder denken Sie an den größten Einzelverband der Ernährungswirtschaft, den Milchindustrieverband, der gerade seinen 100. Geburtstag gefeiert hat.

Doch wir glauben, es lohnt sich zu feiern. Denn in den vergangenen 10 Jahren hat nicht nur das BVL, sondern auch der gesamte gesundheitliche wie auch der wirtschaftliche Verbraucherschutz eine tiefgreifende Entwicklung durchlaufen. Diese Entwicklung zu beleuchten, gleichzeitig zu fragen, wie diese Entwicklung weitergeht und welche Aufgaben damit auf das BVL zukommen werden, das ist das Ziel unseres heutigen Symposiums. Wir möchten wissen, was Sie, unsere Partner, von uns erwarten und in welcher Rolle Sie uns in Zukunft sehen.

Wir werden deshalb versuchen, diese anspruchsvolle Aufgabe in zwei Themenblöcken mit wichtigen Vertretern der europäischen und deutschen Behörden, der Verbraucher und der Wirtschaft zu lösen. Wir freuen uns, dass der bekannte Journalist Marco Seiffert (RBB) die Moderation unseres Symposiums übernommen hat und uns durch den heutigen Nachmittag führen wird, herzlich willkommen.

Meine Damen und Herren, Sie wissen, dass das BVL ein Kind der BSE-Krise ist, die zu einem erheblichen Vertrauensverlust der Verbraucher geführt hatte. Es war notwendig, das Kontrollsystem von Grund auf zu reformieren und einen neuen gemeinschaftlichen Rechtsrahmen zu bilden. Auf europäischer Ebene entstand die EFSA als gemeinschaftliche Bewertungsbehörde, die deshalb ebenfalls ihr zehnjähriges Jubiläum in Kürze feiern wird.

Die Deutschen machten es – wie immer – besonders gründlich. Als Ergebnis eines Gutachtens, das die damalige Präsidentin des Bundesrechnungshofes erstellt hatte, gründete Deutschland zwei Einrichtungen: Die Risikobewertung, angesiedelt im BfR einerseits, und das Risikomanagement im BVL andererseits sollten von nun an streng getrennt sein.

Nationale und europäische Ebenen sind im Bereich der Lebensmittelüberwachung eng miteinander verzahnt. Damit ergibt sich die Notwendigkeit gesamtstaatlichen Handelns, das auch eine bundesweite Koordination der Überwachungstätigkeit und damit des Risikomanagements voraussetzt.

Folgt man der Analyse des vor einem Jahr erschienen Gutachtens des Präsidenten des Bundesrechnungshofes, so sollte das BVL zum Zeitpunkt seiner Gründung eine maßgebliche Rolle bei der Umsetzung europa- und uni-

onsrechtlicher Vorgaben spielen und beispielsweise die Entwicklung von Verwaltungsvorschriften in zwei Bund-Länder-Ausschüssen koordinieren. Sie wissen, dass die Entwicklung etwas anders verlaufen ist. Das Bundesamt ist heute der anerkannte Partner und Dienstleister der deutschen und europäischen Behörden, der Politik, Wirtschaft, Wissenschaft und selbstverständlich der Verbraucher und ihrer Verbände. Mit seinen Mitarbeiterinnen und Mitarbeitern hat sich das BVL den wandelnden Aufgaben gestellt und seinen Platz gefunden.

Diese Anpassungsfähigkeit ist eminent wichtig für eine Managementbehörde, die im Fall einer Lebensmittelkrise agieren muss. Längst schaut man nicht nur auf das alte Europa wie in den 50er und 60er Jahren, wenn man von internationalen Handelsbeziehungen spricht. Globale Warenströme bestimmen heute den Lebensmittelmarkt, auf einer Tiefkühlpizza können durchaus fünf Kontinente vertreten sein. Es sind nicht nur die Risiken der Lebensmittel selbst, die eine Implikation auf das Entstehen von Lebensmittelkrisen haben. Die Wahrnehmung der Öffentlichkeit wird in Zukunft auch bestimmt werden durch Internet und soziale Netzwerke. Der Verbraucher ist sensibel geworden für Fragen der Nachhaltigkeit, des Tierschutzes und der Einhaltung sozial-ethischer Normen (Stichwort: fair trade). Die Verknappung von Wasserressourcen durch den Klimawandel, die Verkarstung von Ackerflächen, die vermeintliche oder tatsächliche Konkurrenz von Tank und Teller und nicht zuletzt der fortschreitende Fremdbesitz von landwirtschaftlich nutzbarer Fläche (Stichwort: land grap) wird dazu führen, dass in den kommenden Jahren und Jahrzehnten die globalen Warenströme immer wieder neue Wege nehmen und damit immer neue Risiken zu uns kommen werden.

Das BVL reagiert auf diese Entwicklung auf zweierlei Weise: Erstens unterstützt es durch Mitarbeit in Projekten und Kooperationen die Entwicklung der behördlichen Lebensmittelüberwachung in den Ursprungsländern. Zweitens entwickeln wir die Risiko- und Krisenmanagementinstrumente fort. Klassische Instrumente wie Warenstromanalyse, Lagebilderstellung im Lagezentrum und die Auswertung von Laboruntersuchungen werden heute durch das Instrument Task Force ergänzt. Hier arbeiten im Fall eines lebensmittelinduzierten Krankheitsausbruches die Experten aus Bund und Ländern gegebenenfalls auch mit europäischen Behörden zusammen. Das hat sich im Fall der EHEC-Krise und zuletzt beim massenhaften Ausbruch einer Gastroenteritis bewährt. In diesem Zusammenhang möchte ich nochmals allen Beteiligten danken.

Nach einem Beschluss der Verbraucherschutzminister-Konferenz wird diese Task Force zukünftig im BVL institutionalisiert werden. Das BVL ist heute ein integrierter Bestandteil des nationalen Krisenmanagements, und das ist die Rolle, in der wir uns auch in Zukunft sehen.

Das Bundesamt ist aber mehr als nur eine Einrichtung zum Management von Lebensmittelkrisen. Im Laufe seines zehnjährigen Bestehens hat es viele Aufgaben entlang der Wertschöpfungskette übernommen. Als Zulassungs- und Genehmigungsbehörde auf den Gebieten Pflanzenschutzmittel, Tierarzneimittel und gentechnisch veränderte Organismen arbeitet es eng mit anderen Behörden, aber auch mit Wirtschafts- und Verbraucherverbänden zusammen. Die widerstrebenden Interessen der verschieden Seiten machen es nicht immer leicht, eine von allen akzeptierte Entscheidung zu treffen. Ich nenne als Beispiel die Ausnahmegenehmigungen nach Pflanzenschutzrecht. Auch beim Thema Antibiotikaresistenz steht das Bundesamt im Fokus unterschiedlicher Interessen.

Experten des BVL wirken in der EFSA und auf Kommissionsebene bei der Festsetzung neuer Grenzwerte mit. Das Bundesamt ist in die europäischen Verfahren eingebunden. Ich freue mich deshalb, dass wir heute prominente Gäste aus europäischen Institutionen begrüßen können, die die Perspektiven des Bundesamtes in seinen Zulassungsprozessen diskutieren werden. Ich bin der Auffassung, dass dieser Weg des BVL als One-Stop-Agency konsequent weiterverfolgt werden soll. Die Einbindung von Einvernehmens- und Benehmensbehörden muss so gestaltet sein, dass keine unnötigen Zeitverzögerungen für den Antragsteller mehr entstehen. Die gerade fertig gestellte Verwaltungsvereinbarung zwischen BVL, BfR, JKI und UBA für die Zulassung von Pflanzenschutzmitteln ist ein hervorragendes Beispiel dafür.

Bei meiner Amtsübernahme hatte ich davon gesprochen, dass der wirtschaftliche Verbraucherschutz im BVL ein zartes Pflänzchen ist, das behütet und entwickelt werden muss. Heute, knapp viereinhalb Jahre später, muss ich feststellen, dass der behördliche wirtschaftliche Verbraucherschutz noch viel Entwicklungspotential besitzt. Das BVL nimmt Aufgaben im Bereich der grenzüberschreitenden Rechtsdurchsetzung wahr. Hier arbeiten wir seit Jahren gut mit dem vzbv und der Wettbewerbszentrale zusammen, wofür ich danken möchte. Aber was spricht eigentlich dagegen, die Aufgaben im kollektiven Verbraucherschutz auf den nationalen Rahmen auszuweiten? Der Vorteil von Behörden ist, dass sie mit einer Ermittlungs- und Rechtsdurchsetzungsbefugnis ausgestattet werden können. Genau hierbei könnten sich die private und die öffentliche Rechtsdurchsetzung sehr sinnvoll ergänzen. Und sollte jemanden Zweifel kommen, empfehle ich, einmal über die Landesgrenzen, z. B. in die Niederlande, zu schauen.

Liebe Gäste, lassen Sie mich zum Schluss kommen. Es gibt so viele Themen im BVL, die ich hier aus Zeitgründen nicht ansprechen konnte. Das Bundesamt ist jung und lebendig und besitzt ein enormes Potential. Helfen Sie uns, diese Schätze zu heben, ich freue mich auf spannende Diskussionen!

Vielen Dank!

2.2   Impulsreferat „Risikobewertung und Risikomanagement in Deutschland"

Bernhard Kühnle, Abteilungsleiter „Ernährung, Lebensmittelsicherheit und Tiergesundheit", Bundesministerium für Ernährung, Landwirtschaft und Verbraucherschutz (BMELV)

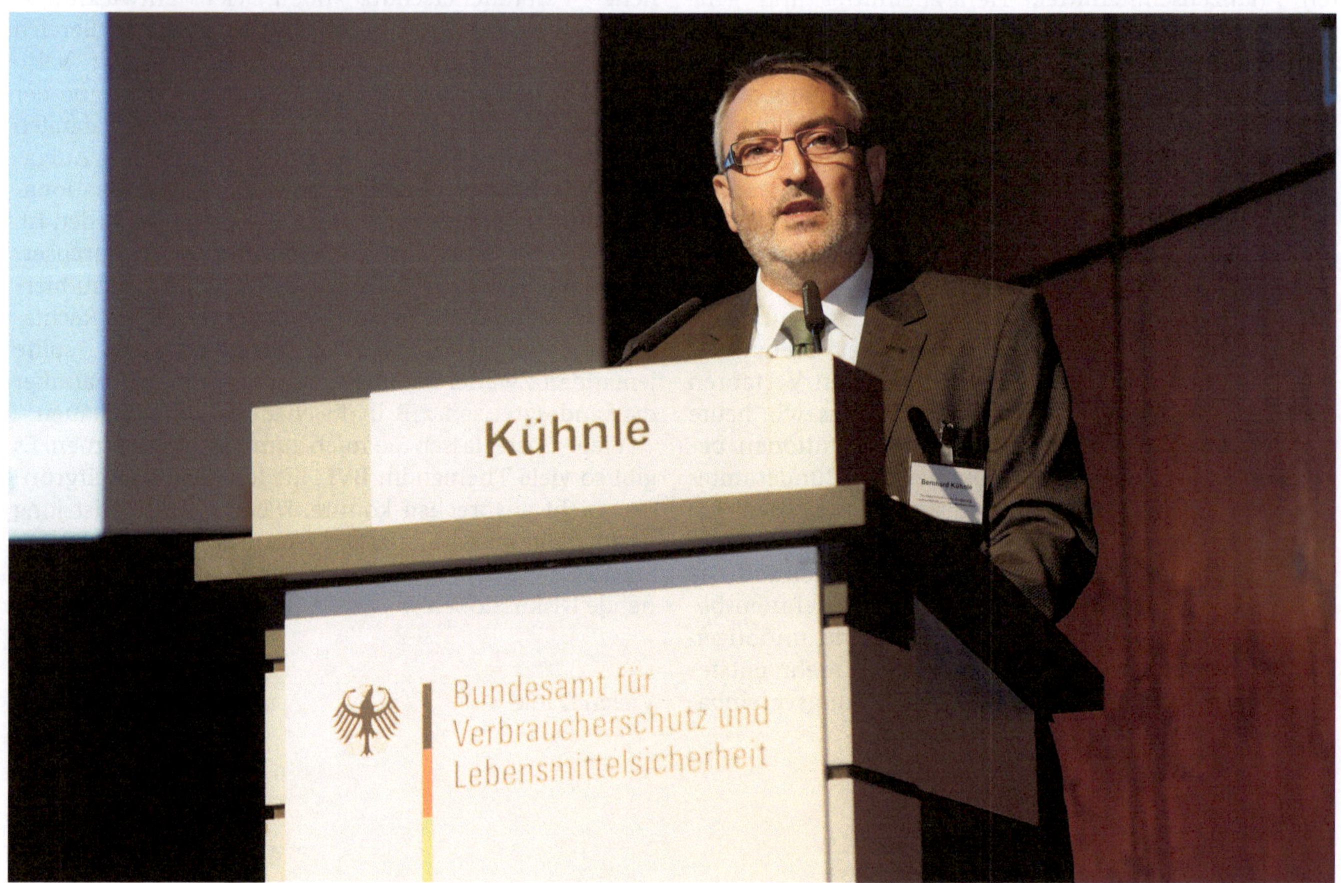

Herr Kühnle hielt seinen Vortrag frei, so dass ein Abdruck nicht möglich ist.

2.3   Verbraucherschutz: Entwicklung und Perspektiven für das BVL aus Sicht der Lebensmittelwirtschaft

Prof. Dr. Matthias Horst, Bund für Lebensmittelrecht und Lebensmittelkunde e.V. (BLL)

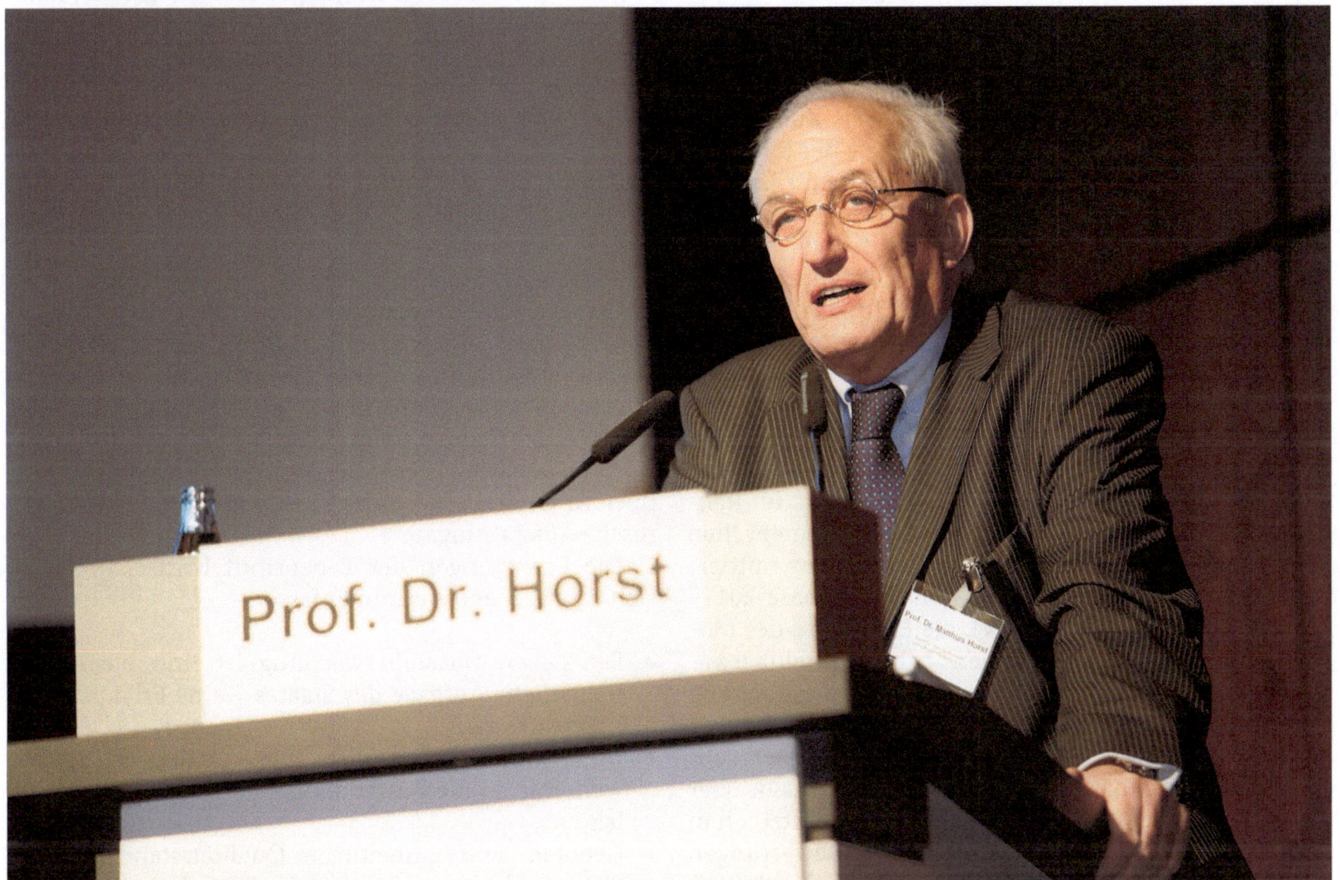

Sehr geehrter Herr Präsident, meine sehr geehrten Damen und Herren, einen herzlichen Glückwunsch zum „Zehnjährigen" von Seiten des BLL und der ihm angehörenden Lebensmittelwirtschaft!

Aus kleinen Anfängen in Bonn, unter Leitung von Dr. Grugel als Gründungspräsident, hat sich das BVL zu einer veritablen Institution mit hoher Reputation unter Ihrer Amtsführung, verehrter Herr Präsident, entwickelt. Mit großem Interesse und in guter Kooperation haben wir das Amt auf diesem Weg begleitet.

Die Wirtschaft hatte im Rahmen der Diskussion um die Lehren aus BSE an der „von Wedel-Kommission" mitgewirkt und dabei die Trennung von Risk-Assessment und Risk-Management zwar nicht begeistert gefordert, aber dennoch konstruktiv mitgetragen. Es war eben Neuland, das zunächst sehr vorsichtig begangen werden musste.

Die damaligen Vorschläge der Kommission wurden umgesetzt. Daraus entstand das Bundesamt für Verbraucherschutz und Lebensmittelsicherheit – Risk-Management – sowie das Bundesinstitut für Risikobewertung – Risk-Assessment. Diese Struktur hat sich bewährt und wird von der Lebensmittelwirtschaft aufgrund der nun zehnjährigen Erfahrungen heute auch nachdrücklich unterstützt.

Die mit der Gründung des BVL verbundenen Erwartungen haben sich – wie wir wissen – nicht alle erfüllt. Dies wird im Gutachten des Bundesbeauftragten der Wirtschaftlichkeit in der Verwaltung zur „Organisation des gesundheitlichen Verbraucherschutzes mit dem Schwerpunkt Lebensmittel" aus dem Oktober 2011 sehr klar dargelegt. Man mag dies bedauern – dies hilft jedoch nicht, wenn ein Weg nicht von allen politisch Beteiligten mitgegangen wird.

Das BVL ist jedoch weder gescheitert noch überflüssig; im Gegenteil: Es hat viele wichtige Aufgaben, die es im Interesse des Verbraucherschutzes und insbesondere der Lebensmittelsicherheit erfolgreich wahrnimmt. Darin hat das Amt die volle Unterstützung der Lebensmittelwirtschaft – wir brauchen in unserer vielschichtigen und komplizierten Lebensmittel-Welt das BVL und sind dankbar für seine hochqualifizierte Tätigkeit.

Immer wieder sind dem Amt neue Aufgaben übertragen worden. Exemplarisch nennen möchte ich seine Funktion als Kontaktstelle zum europäischen Schnellwarnsystem oder auch seine Funktion als Koordinationspartner der Europäischen Kommission, der Mitgliedstaaten und auch der Europäischen Behörde für Lebensmittelsicherheit (EFSA). Diese Aufgaben sind von großer Bedeutung, haben wir es doch heute mit einem weitgehend verwirklichten europäischen Binnenmarkt für Lebensmittel zu tun; dieser erfordert im Hinblick auf den Verbraucherschutz und die Lebensmittelsicherheit u. a. einen ständigen Informationsaustausch, ein permanentes Miteinander der europäischen und nationalen Ebenen. In diesem Geflecht spielt das BVL eine ganz wichtige Rolle – und diese spielt es gut! Aus dem nationalen Bereich möchte ich die Aufgabe des BVL im Rahmen des Monitorings von Lebensmitteln, kosmetischen Mitteln und Bedarfsgegenständen erwähnen; mittlerweile befinden wir uns in der Monitoring-Phase 2011–2015. Regelmäßig stellt das BVL die Ergebnisse des Monitorings sowie der amtlichen Lebensmittelüberwachung über die Entwicklung der Befunde gesundheitlich nicht erwünschter Stoffe vor. Dies ist nicht nur für die Presse, sondern auch für die Wirtschaft immer sehr spannend – regelmäßig regen wir uns nicht so sehr über den tatsächlichen Inhalt als über das auf, was letztlich in der Presse als Überschrift erscheint. Die Bewertungen der Befunde durch das BVL fallen dabei leicht „hinten runter".

Mit dem Gutachten des Bundesbeauftragten für Wirtschaftlichkeit in der Verwaltung aus dem vergangenen Jahr ist eine neue Diskussion über verschiedenste Aspekte der Gewährleistung der Lebensmittelsicherheit, der amtlichen Überwachung und vor allem auch des staatlichen Krisenmanagements angestoßen worden. Lassen Sie mich dazu kurz Einiges ausführen: Für die Lebensmittelwirtschaft ist eine hochqualifizierte und effizient arbeitende staatliche Lebensmittelkontrolle nicht nur von herausragender Bedeutung – sie ist unverzichtbar! Dies gilt angesichts

- der Vielfalt des Lebensmittelangebotes – 160.000 Produkte in den Regalen,
- der sich ständig weiter entwickelnden Lebensmitteltechnologie,
- der fortschreitenden wissenschaftlichen Erkenntnisse zu sicherheitsrelevanten Aspekten,
- des immer dichter werdenden Geflechts lebensmittelrechtlicher Vorschriften,
- der steigenden Anforderungen der Verbraucher und der Öffentlichkeit
- und nicht zuletzt auch des gerade in Deutschland überaus harten Verdrängungswettbewerbes im Markt.

Besonders zu beachten ist der bereits erwähnte florierende innergemeinschaftliche Handel mit Lebensmitteln ebenso wie der wachsende globale Warenaustausch. Selbstverständlich ist die Lebensmittelwirtschaft, ist der einzelne Unternehmer für die Gewährleistung der rechtlichen Konformität und insbesondere der Lebensmittelsicherheit verantwortlich – mit allen Konsequenzen.

Aufgabe des Staates ist es, die rechtlichen Rahmenbedingungen zu setzen und darüber zu wachen, ob der Unternehmer seinen Verpflichtungen nachkommt, d. h., er ist zuständig für die Lebensmittelkontrolle. Diese ist angesichts der vorstehend geschilderten Rahmenbedingungen eine hochkomplexe Angelegenheit; sie erfordert hochqualifiziertes Personal, schlagkräftige Organisationsformen und eine angemessene finanzielle und technische Ausstattung.

Die Erwartungen der Lebensmittelwirtschaft lassen sich dahingehend zusammenfassen:

- Die Lebensmittelüberwachung ist und bleibt eine hoheitliche Aufgabe des Staates – eine Privatisierung ist abzulehnen.
- Die reguläre Lebensmittelüberwachung muss auch weiterhin in die Zuständigkeit der Bundesländer fallen.
- Geboten sind einheitliche Qualitätsstandards und eine unabhängige Überprüfung ihrer Einhaltung.
- Notwendig ist ein Bundes- (und EU-)einheitlicher Vollzug, einen Flickenteppich unterschiedlicher Effizienz können wir uns nicht leisten.
- Zum einheitlichen Vollzug gehört eine einheitliche Auslegung der – zum Teil schwierig nachvollziehbaren – Rechtsvorschriften (insoweit sehen wir auch das BVL in der Pflicht, Hilfestellung zu leisten, wo immer dies möglich ist, beispielsweise durch die Mitarbeit im ALS).
- Die Finanzierung der Regelkontrollen aus Steuermitteln ist beizubehalten – die amtliche Lebensmittelüberwachung ist eine hoheitliche Aufgabe der Daseinsvorsorge!
- Erforderlich ist eine Verbesserung der Kontrolle der im Internet angebotenen Lebensmittel; ausdrücklich begrüßen wir das vom BVL in Zusammenarbeit mit den Bundesländern seit Januar 2011 betriebene Pilotprojekt zur Überprüfung des Internethandels mit Le-

bensmitteln; es soll nach Beschluss der VSMK bis Ende 2013 verlängert und dann in eine dauerhafte Zentralstelle der Länder beim BVL überführt werden.

Krisenmanagement

Sowohl die Öffentlichkeit als auch die Lebensmittelwirtschaft können mit Fug und Recht ein professionelles staatliches Krisenmanagement erwarten – gerade auch unter den Voraussetzungen unseres föderalen Systems. Für ein modernes, professionelles Krisenmanagement ist eine sachbezogene Zusammenarbeit zwischen Behörden, Wirtschaft und auch Verbraucherorganisationen unverzichtbar. Staat, Wirtschaft und Verbraucherorganisationen haben selbstverständlich unterschiedliche Aufgaben, Funktionen und Mittel – sie verfolgen aber ein gemeinsames Ziel: die rasche Überwindung der Krise. Die Zusammenarbeit ist fokussiert auf Information – z. B. über Warenströme, Erkenntnisse der Überwachungsbehörden – und Kommunikation – gegenüber der Öffentlichkeit, den Verbrauchern und den Beteiligten aus der Wirtschaft.

Von besonderer Bedeutung in der Krise ist zunächst die Klärung des Sachverhalts und der (lebensmittel)rechtlichen Bewertung. Unerlässlich ist ein gleicher Informationsstand, eine gleiche Lagebeurteilung für die Behörden, die Verbraucher und die Wirtschaft. Ebenso wichtig ist die Abstimmung einer gemeinsamen sachbezogenen Krisenkommunikation nach innen wie nach außen. Und natürlich: Nach der Krise müssen gemeinsam Lehren gezogen werden. Die Wirtschaft ist zu einer konstruktiven Zusammenarbeit bereit und in höchstem Maße daran interessiert.

Ganz entscheidend – selbstverständlich nicht nur in der Krise – ist eine unabhängige, hochqualifizierte wissenschaftliche Risikobewertung (BfR, EFSA) sowie eine klare und verständliche Risikokommunikation. Die Risikobewertung muss sich gerade auch in der Krise ausreichend Gehör verschaffen (können); sie muss vom (politischen) Krisenmanagement respektiert und transportiert werden.

In vergangenen Krisenfällen hat es immer mal Friktionen in der Zusammenarbeit zwischen Bund und Ländern und den Ländern untereinander sowie zwischen Bundesbehörden gegeben – so jedenfalls die Wahrnehmung von außen, nicht nur von der Lebensmittelwirtschaft. Dies ist in dem Gutachten des Bundesbeauftragten für Wirtschaftlichkeit in der Verwaltung aufgegriffen und in eine Empfehlung umgewandelt worden, „das nationale Krisenmanagement normativ und organisatorisch neu auszurichten". Dem haben wir uns – im Übrigen gemeinsam mit dem Verbraucherzentrale Bundesverband – in der Zielrichtung angeschlossen.

Die im Rahmen der Verbraucherschutzministerkonferenz im September dieses Jahres geschlossene Vereinbarung über die Zusammenarbeit zwischen Bund und Ländern in Krisenfällen geht zwar nicht so weit, jedoch auch aus unserer Sicht in die richtige Richtung! Eine erste Bewährungsprobe hat dieses System bestanden, als Ende September 11.000, hauptsächlich Kinder und Jugendliche, an Brechdurchfall erkrankten. Durch die Arbeit der Task Force wurde eine Charge Tiefkühlerdbeeren aus China als Quelle des Ausbruches identifiziert.

Entscheidend ist, dass die vereinbarte Zusammenarbeit zwischen Bund und Ländern dem Buchstaben und dem Geist nach gelebt wird. Hierbei sind Eigendisziplin der Akteure und ein möglichst weitgehender Verzicht auf politische Profilierung, die regelmäßig zu politischen Scharmützeln führt, von ganz besonderer Bedeutung. Dies gilt vor allem auch dann, wenn es um eine einheitliche, fakten- und wissenschaftsbasierte Kommunikation geht.

Die Lebensmittelwirtschaft setzt darauf, dass mit der Vereinbarung über die Zusammenarbeit im Krisenfall ein Durchbruch erzielt worden ist, der ein professionelleres und damit besseres Krisenmanagement im Föderalismus gewährleistet.

Dem BVL kommt dabei eine ganz wichtige Aufgabe zu, und wir wünschen ihm, dass es

- stets die notwendige Expertise mit sich bringt,
- immer auf kooperationsbereite Akteure, bei anderen Bundeseinrichtungen und aus den Bundesländern, trifft,
- das notwendige Fingerspitzengefühl an den Tag legt und
- das bei allem notwendige Quäntchen Glück hat.

Wie sich bei der Bewältigung der EHEC-Tragödie gezeigt hat, ist das Hinzuziehen und Einbinden europäischer Institutionen wie der EFSA sehr hilfreich und unerlässlich, wenn es um Krisen geht, die weit über einen Mitgliedstaat hinausreichen. Lassen Sie mich aus Anlass des zehnjährigen Bestehens des BVL folgendes Fazit ziehen:

Das BVL ist eine notwendige und gute Einrichtung, die geschaffen werden müsste, wenn es sich nicht schon gäbe.

Das BVL hat wichtige Aufgaben, die ihr

- qua Gesetz übertragen sind,
- im Rahmen ihrer grundsätzlichen Aufgabe, der Vorsorge und des Schutzes im Bereich der Lebensmittelsicherheit, zugewachsen sind und in Zukunft wachsen werden,
- im Krisenmanagement eine besondere Bedeutung in unserem föderalen System erlangen.

Das BVL kann und muss auch dort, wo ihm keine ausdrücklichen Kompetenzen zugewiesen sind, mit seiner Fachkenntnis und seiner Autorität auf Verbesserungen der amtlichen Lebensmittelüberwachung, im Sinne der Vereinheitlichung der Anforderungen und damit der Erzielung eines gleich hohen Schutzniveaus, hinwirken.

Dazu viel Glück!

2.4   Verbraucherschutz: Entwicklungen und Perspektiven für das BVL aus Sicht der Verbraucherzentralen

Gerd Billen, Vorstand des Verbraucherzentrale Bundesverbandes e.V. (vzbv)

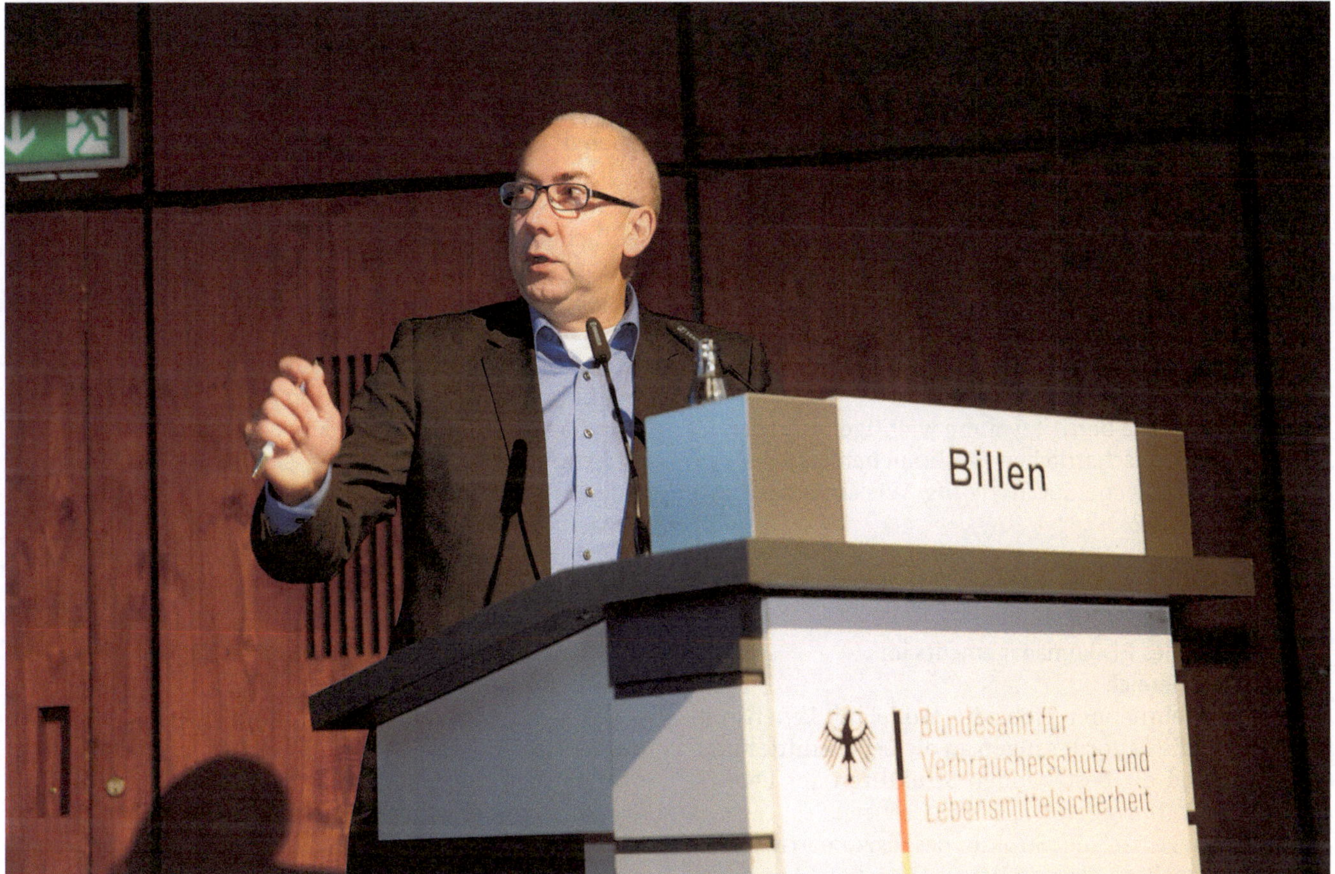

Zehn Jahre BVL – ich freue mich, Ihnen dazu zu gratulieren. Das BVL ist für uns eine zentrale Verbraucherschutzinstitution, die sich in den letzten zehn Jahren bewährt hat. Es ist für ein breites Spektrum des gesundheitlichen und wirtschaftlichen Verbraucherschutzes zuständig. In den Bereichen Lebens- und Futtermittel, Bedarfsgegenstände, Pflanzenschutzmittel, Tierarzneimittel ist das BVL mit einer großen Breite an verbraucherrelevanten Problemen konfrontiert. Hier genießt es unser Vertrauen darin, dass es mit der Vielzahl an Themen, wie Tierseuchen, Tierische Nebenprodukte, Pflanzengesundheitskontrolle, angemessen umgeht. Das BVL ist verantwortlich für die Kontrolle von Ein- und Durchfuhren, ebenso für Lebensmittelzusatzstoffe und Kontaktmaterialien und damit für eine Vielzahl von Stellschrauben des gesundheitlichen Verbraucherschutzes.

Allein im letzten Jahr gab es eine Reihe von Krisen, von der Dioxin- bis hin zur EHEC-Krise. Diese und andere Ereignisse haben die Gesundheit der Verbraucher zwar in unterschiedlicher Weise beeinträchtigt, im Ergebnis haben sie aber immer zu einer Verunsicherung der Verbraucher geführt.

Wichtige Instrumente des staatlichen Krisenmanagements sind daher auch die Informationssysteme in den Händen des BVL. Diese sind u. a. das Schnellwarnsystem für Lebens- und Futtermittel (RASFF) bzw. seine Umsetzung auf nationaler Ebene sowie die Lebensmittelwarnungen an zentraler nationaler Stelle.

Anlässlich des runden Geburtstages möchte ich gerne einen Blick in die Zukunft werfen: Welche Fragen stellen sich für das BVL?

Die erste Frage betrifft die konkreten Risiken: Was sind die wichtigsten Risiken? Haben sich Risiken geändert? Krisen betrafen in den letzten Jahren mikrobielle Probleme (EHEC, Noro-Virus), aber auch Probleme mit anderen Schadstoffen (Dioxin). Es handelte sich um Fälle, in denen kriminell gehandelt wurde und um solche, bei denen es durch die heute übliche lange Kette zwischen Erzeugung und Verbrauchern zu einer großen Verbreitung und Problemen bei der Rückverfolgung kam. Ein Beispiel dafür sind die zahlreichen „Gammelfleisch-Skandale" der vergangenen Jahre.

Wir sind in einem globalen Markt vielfältigen Risiken ausgesetzt. Durch Zoonosen ausgelöste Krankheiten und die Zunahmen der Antibiotikaresistenzen sind zwei Beispiele, die zeigen, wie groß ihre Bedeutung – auch im internationalen Maßstab – für die öffentliche Gesundheit ist.

Die zweite Frage betrifft die Struktur: Wie verbreiten sich Lebensmittelkrisen, wie muss dementsprechend auch das Risikomanagement aufgebaut sein? Ist die jetzige Struktur angemessen?

Die dritte Frage betrifft weitere wichtige Aufgaben im Bereich des wirtschaftlichen Verbraucherschutzes und im Bereich der Rechtsdurchsetzung: Wie sind diese vom BVL zu meistern?

Aus diesen drei Fragen ergeben sich die drei vorrangigen Herausforderungen für das BVL der Zukunft:

1. Anpassung des Risikomanagements im Lebensmittelbereich

Mit dem zunehmenden globalen Handel mit Lebensmitteln steigen die Anforderungen an die Lebensmittelüberwachung, und die bestehenden Strukturen der Lebensmittelüberwachung geraten an ihre Grenzen.

Auf die Frage nach der Struktur des Risikomanagements hat vor zehn Jahren das von Wedel-Gutachten Antworten gegeben, die zur heutigen Struktur des BVL und zur Aufgabenteilung zwischen BfR und BVL geführt haben.

Im aktuellen Bericht des Bundesrechnungshofes zur „Organisation des gesundheitlichen Verbraucherschutzes" vom Oktober 2011 heißt es, es sei in den vergangenen zehn Jahren nicht gelungen, ein für alle verbindliches Durchführungsrecht zu schaffen, das in sicherheitsrelevanten Fragen der Lebensmittelüberwachung einen bundeseinheitlichen Verwaltungsvollzug gewährleistet.

Eine funktionierende Lebensmittelüberwachung ist eine wichtige Voraussetzung, um das Recht auf körperliche Unversehrtheit der Verbraucher zu gewährleisten. Bund und Länder sind aufgefordert, gemeinsam für bundesweit einheitliche hohe Standards zu sorgen, die notwendigen Finanzmittel, u. a. durch entsprechende Gebühren, bereitzustellen, Transparenz bei der Aufgabenerfüllung zu schaffen und, wo notwendig, die Bundeskompetenz dafür zu schaffen, die Neuordnung der Lebensmittelüberwachung auf den Weg zu bringen.

Das BVL muss künftig eine zentrale Rolle spielen (können), um den wachsenden Aufgaben gerecht zu werden. Wichtig sind uns vor allem folgende Aspekte:

- problemadäquate Zuständigkeiten in der Lebensmittelüberwachung und gleiche Standards in allen Bundesländern,
- klare Regeln für das Krisenmanagement,
- gut abgestimmte Zusammenarbeit zwischen Bund und Ländern sowie zwischen Behörden und Wissenschaft – und zwar im Regelbetrieb wie im Krisenfall.

Ich möchte den Reformbedarf an zwei Beispielen verdeutlichen:

Beispiel 1: Durchsetzung von EU-Recht

Das Lebensmittel- und Veterinäramt (FVO) der Europäischen Kommission als Dienststelle der Generaldirektion Gesundheit und Verbraucherschutz führt auf der Grundlage der Verordnung über Amtliche Lebens- und Futtermittelüberwachung die Gemeinschaftskontrollen in den Mitgliedstaaten durch.

Nach dem BVL-Gesetz spielt das BVL die Rolle einer nationalen Kontaktstelle für das FVO zur Vorbereitung, Begleitung und Nachbereitung der Auditbesuche.

Seit Jahren sträuben sich die Bundesländer nun, eine Auditierung in den Bundesländern auf Initiative und unter Beteiligung des Bundes zuzulassen.

Die Möglichkeiten des BVL sind also erheblich begrenzt. Das BVL ist Bittsteller bei den Ländern, für Informationen, die nicht im Rahmen von verbindlichen Monitoringprogrammen erhoben werden.

Derzeit hat das BVL keine eigenen Durchgriffsrechte in die Länder hinein. Es kann froh sein, wenn das FVO Kontrollen vorsieht, denn so gewinnt es selbst Einsichten in das, was in den Ländern passiert. Die Situation ist damit weder zeitgerecht, noch einer koordinierenden und zentralen Funktion einer Bundesbehörde angemessen.

Beispiel 2: Internethandel

Immer mehr Produkte werden im Internet vertrieben. Darunter ist auch die Gruppe der Nahrungsergänzungsmittel, die rechtlich als Lebensmittel einzustufen sind und von der Lebensmittelüberwachung (und damit von den Ländern) kontrolliert werden müssen. Dass dies nicht funktioniert, belegen gefährliche Produkte, die über das Internet im Umlauf sind.

Marktuntersuchungen unserer Verbraucherzentralen zeigen, dass ein Vollzugsproblem besteht und die Lebensmittelsicherheit nicht gewährleistet ist.

Es werden teilweise verbotene oder nicht zugelassene arzneilich wirksame Stoffe eingesetzt. So enthält fast jedes dritte Nahrungsergänzungsmittel ausländischer Herkunft im Internet für Käufer nicht erkennbar illegale und hochgradig gesundheitsschädliche Substanzen.

Das Bundesamt für Verbraucherschutz und Lebensmittelsicherheit betreibt in Zusammenarbeit mit den Bundesländern seit Januar 2011 ein Projekt zur Überwachung des Internethandels mit Lebensmitteln.

Dieses Projekt beim BVL hat die Aufgabe, Internetrecherchen durchzuführen und das Projekt zu koordinieren. In der gegenwärtigen Struktur werden die Ergebnisse der Recherchen an die zuständigen Lebensmittelüberwachungsbehörden der Bundesländer bzw. der Mitgliedstaaten weitergegeben, damit diese im Rahmen ihrer Zuständigkeit weitere Maßnahmen ergreifen können. Doch das reicht nicht aus:

Die Überwachung des Internets muss in zentrale Hände und damit in die Hände des BVL gelegt werden.

Diese Beispiele zeigen, die Fähigkeit zum Risikomanagement muss verbessert werden:

- Wir brauchen ein für alle verbindliches Durchführungsrecht.
- Die Zuständigkeiten und die Aufgabenteilung zwischen Bund, Ländern und Kommunen müssen problemadäquat organisiert werden.
- Bei Bund, Ländern und Kommunen müssen Kapazitäten für die Bewältigung neuer Risiken geschaffen werden.

2. Ausweitung der Kompetenzen auf andere Bereiche als Lebensmittelsicherheit

Eine zweite große Herausforderung für das BVL sehe ich darin, dass das BVL seine Fähigkeiten zur Risikoerkennung und zum Risikomanagement auch auf andere Verbraucherbereiche ausdehnen muss. Ich wünsche mir auch für Bereiche des wirtschaftlichen Verbraucherschutzes ein aktives BVL, das Verbraucherprobleme erkennt und deutlich macht.

Zum einen braucht das BVL aus meiner Sicht klare Zuständigkeitszuschreibungen für Aufsichtsaufgaben in den Bereichen Finanz-, Energie- und Gesundheitsmarkt sowie in der Digitalen Welt. Denn auch in diesen Feldern brauchen wir eine Behörde, die Verbraucherprobleme im Markt erkennt.

Dafür notwendig wäre außerdem, dass das BVL selbst wissenschaftlich tätig ist. Es muss zu einer Art Umweltbundesamt im Verbraucherschutz werden. Durch eigene oder auch Projektforschung sollte das BVL in die Lage versetzt werden, wichtige Verbrauchermärkte zu beobachten. So könnte die Rolle des BVL als eigenständiger aktiver Politikberater im Gesamtfeld Verbraucherschutz gestärkt werden.

3. Die Fähigkeiten des BVL zur Rechtsdurchsetzung müssen verbessert werden. Die kollektive Rechtsdurchsetzung durch uns oder andere stößt an Grenzen

Wir begrüßen zwar, dass der vzbv nun auch im Bereich der Rechtsdurchsetzung eng mit dem BVL zusammenarbeitet. Auf Grundlage der Verordnung (EG) Nr. 2006/2004 und dem Verbraucherschutzdurchsetzungsgesetz beauftragt das BVL den vzbv mit Durchsetzungsmaßnahmen. Die meisten dieser Auftragsverfahren, bei denen deutsche Unternehmer gegenüber ausländischen Verbrauchern rechtswidrig handeln, konnten erfolgreich abgeschlossen werden. Erst kürzlich erging ein positives Urteil gegen einen deutschen Unternehmer von Kaffeefahrten, der österreichischen Verbrauchern nach erfolgtem Widerruf das Geld nicht zurückgezahlt hatte. Auch im Rahmen des europaweiten Sweep arbeiten wir seit 2008 mit dem BVL erfolgreich zusammen und konnten z.B. im Jahr 2010 zum Thema Online-Tickets elf Unterlassungsverfahren einleiten, von denen neun mit Unterlassungserklärungen erfolgreich abgeschlossen werden konnten.

Wir stellen also fest, dass wir mit unseren Abmahn- und Klagemöglichkeiten in Einzelfällen erfolgreich sind, aber wir stoßen an Grenzen. So hat der vzbv keine Eingriffsbefugnisse und kann z.B. weder Gewerbeuntersagungen aussprechen, noch Durchsuchungen vornehmen.

Daher brauchen wir weitere wirksame Instrumente: Wir benötigen einen gesetzlichen Rahmen und Institutionen, die schwarzen Schafen die Tätigkeit untersagen kann und mit entsprechenden hoheitlichen Befugnissen ausgestattet ist.

Hier könnten eine bessere Verzahnung mit den Behörden und eine Stärkung des BVL den Verbraucherschutz voranbringen.

2.5   Verbraucherschutz: Entwicklung und Perspektiven für das BVL aus Sicht der Behörden

Dr. Christian Grugel, Abteilungsleiter „Verbraucherpolitik", Bundesministerium für Ernährung, Landwirtschaft und Verbraucherschutz (BMELV)

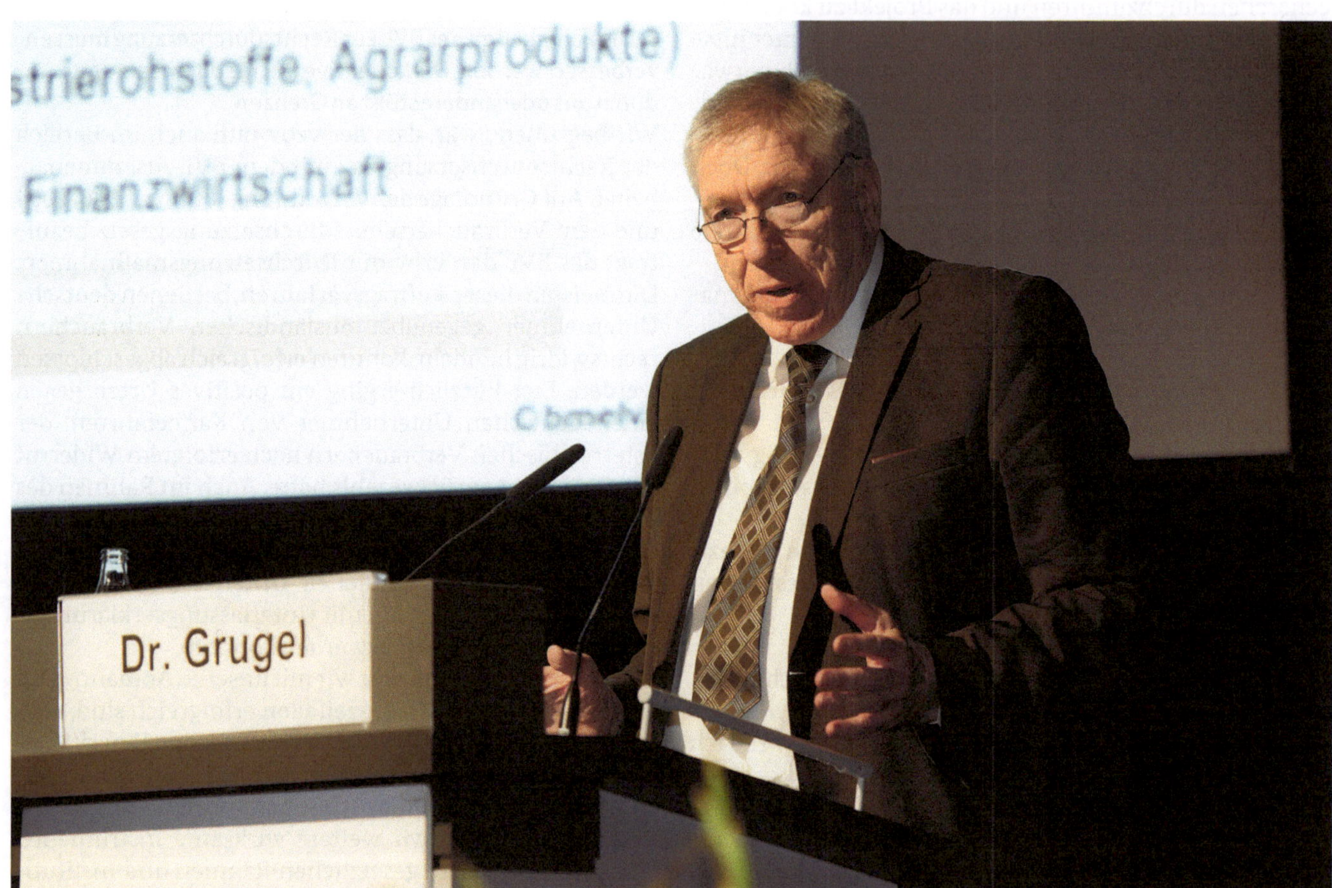

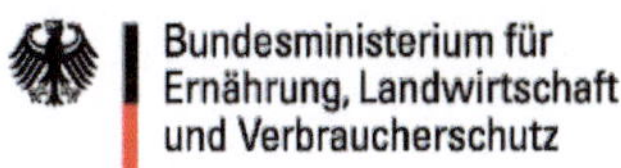

Entwicklung und Perspektiven für das BVL
aus Sicht der Behörden

Symposium zum zehnjährigen Bestehen des BVL am 31.Oktober 2012 in Braunschweig

Dr. Christian Grugel

Leiter der Abteilung Verbraucherpolitik
Bundesministerium für Ernährung, Landwirtschaft und Verbraucherschutz

©bmelv.de

2

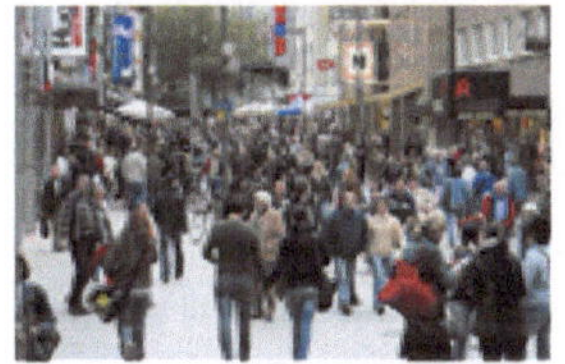

Veränderungen erkennen:
Megatrends und ihre Ursachen

- Zivilisationsstufen basierend auf Sprache, Schrift und digitaler Vernetzung

- Megatrends:

    - Entstehung der Informationsgesellschaft

    - Globalisierung (Politik, Kultur, Wirtschaft, Wissenschaft)

    - Demografie und Migration

    - Wandel der natürlichen Lebensgrundlagen (Umwelt, Natur, Klima)

    - Endlichkeit von Ressourcen (Energie, Industrierohstoffe, Agrarprodukte)

    - Überflügelung der Realwirtschaft durch die Finanzwirtschaft

©bmelv.de

3

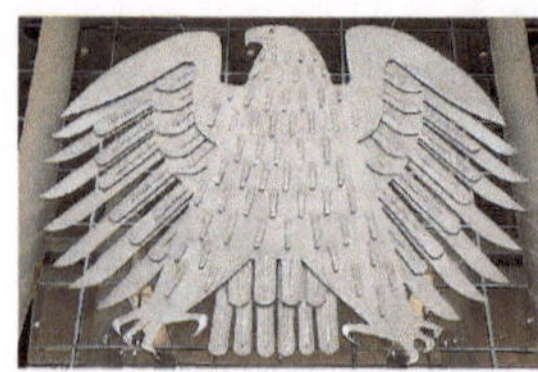

Das Konzept von Parlament und Regierung: Sicherheit und Selbstbestimmung

- Sicherheit durch substanzielle Anforderungen
    - Anforderungen an Dienstleistungen und die Beschaffenheit von Waren
    - Zulassungs- und Genehmigungspflichten potenziell gefährlicher Produkte und Dienstleistungen
- Selbstbestimmung durch Transparenz, Verständlichkeit und Vergleichbarkeit
    - Informationspflichten für Anbieter und Behörden (z. B. Kennzeichnung, Warnungen und Informationspflichten nach § 40 LFGB)
    - Zugang zu Informationen bei Behörden (z. B. VIG, IFG, UIG)
    - Verbraucherinformation (z. B. StiWa, vzbv), Verbraucherbildung

©bmelv.de

4

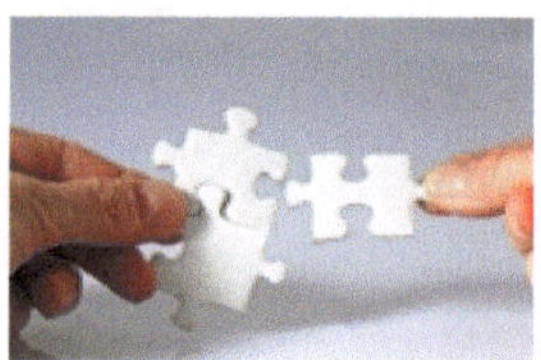

Die organisatorische Antwort: Das BVL und seine Aufgaben

- Lebensmittel, Futtermittel und Bedarfsgegenstände
    - Risiko- und Krisenmanagement
    - Zulassungen und (Ausnahme)genehmigungen
- Pflanzenschutzmittel
- Tierarzneimittel
- Gentechnik
- (Referenz)laboratorien
- Wirtschaftlicher Verbraucherschutz

©bmelv.de

5

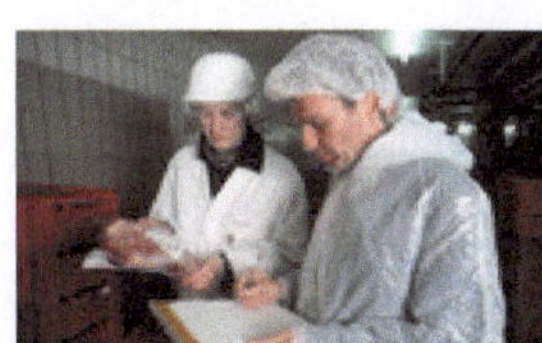

Der Globalisierung die Stirn bieten: Risikomanagement entlang der Wertschöpfungskette

- Dienstleistungen im Risikomanagement

    - Mitwirkung an und Begleitung von Überwachungsprogrammen

    - Datensammlung, Aufbereitung und Berichterstattung

    - Mitarbeit in den Schnellwarnsystemen (RASFF, RAPEX)

    - Entwicklung von Referenzmethoden, Laborvergleichsuntersuchungen

- Task Force von Bund und Ländern im Krisenmanagement

- Zusammenarbeit mit dem Bundesinstitut für Risikobewertung (BfR), Forschungseinrichtungen und Risikomanagementbehörden anderer Staaten

©bmelv.de

6

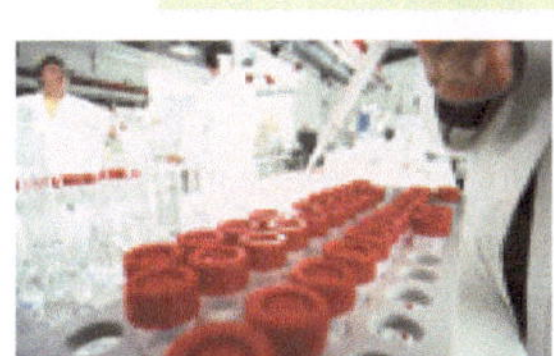

Anpassung nach dem Vorbild der Natur: Minimierungskonzepte - Optimierung über Rückkopplungsschleifen

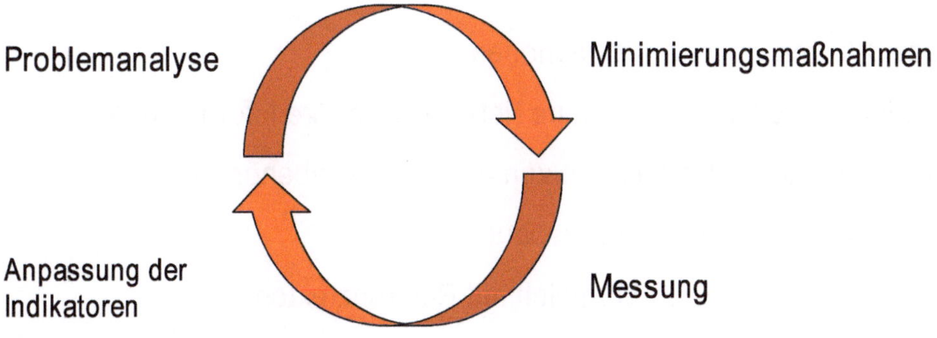

©bmelv.de

7

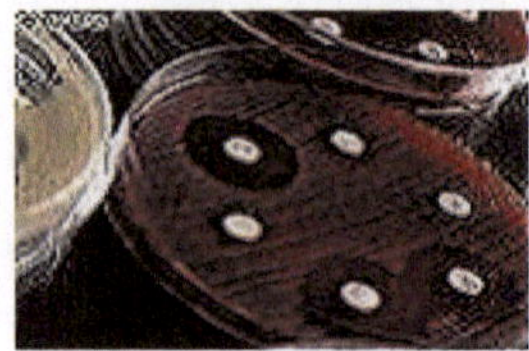

Mehr als Hellsehen:
Risikofrühbeobachtung

- Zusammenführung und Auswertung der Informationen aus Bund und Ländern (z. B. aus der Lebensmittel- oder Futtermittelüberwachung, im Antibiotikaresistenzatlas)

- Erarbeitung von Vertrauensbereichen für Untersuchungsergebnisse und Überwachungsmaßnahmen

- Auswertung der Schnellwarnsysteme (RASFF, RAPEX)

- Beobachtung des Schwarmverhaltens (z. B. durch Auswertung von Abfragen in Internetsuchmaschinen)

©bmelv.de

8

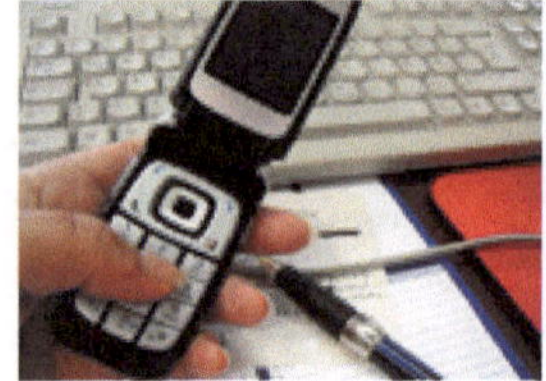

Die relevanten Informationen verwenden:
Wissensmanagement

- Im BVL selbst generierte oder aufbereitete Informationen (bereit gestellt über Datenbanken, Intranetseiten)

- Außerhalb des BVL vorhandene Informationen

     Über das Internet oder geschlossene Netze erreichbare Informationen

    - Informationen aus den Medien und von anderen Fachbehörden

    - Ergebnisse wissenschaftlicher Forschung

- Suche nach Begriffen oder durch Vergleich mit Referenztexten

©bmelv.de

9

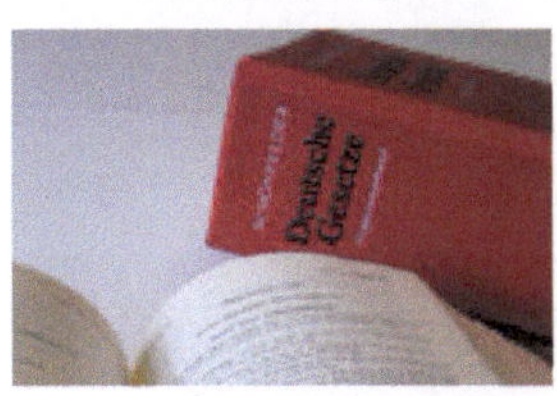

Den Wettbewerb in den Dienst der Verbraucher stellen: Wirtschaftlicher Verbraucherschutz

- Rechtsdurchsetzung im kollektiven Verbraucherschutz:
  - Rechtsdurchsetzung (Ermittlung und Abstellung von Verstößen) auf Ersuchen europäischer Partnerbehörden
  - Initiierung der Rechtsdurchsetzung durch vzbv oder Wettbewerbszentrale
- Mitwirkung an koordinierten Überwachungsmaßnahmen in der EU (Sweeps)
- Informationspflichten aus der Dienstleistungsrichtlinie

© bmelv.de

10

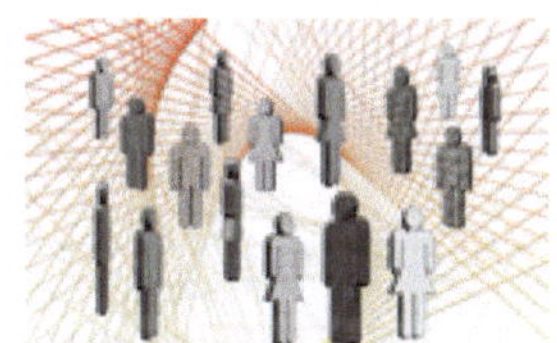

Politische Entscheidungen unterstützen: Analysen und Erfahrungsberichte erstellen

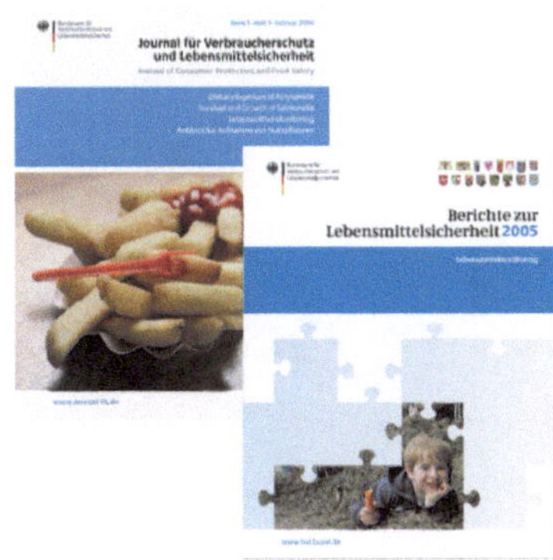

- Analysen und Berichte:
  - Berichte aus der Tätigkeit des Amtes (z. B. über koordinierte Überwachungsprogramme)
  - Veröffentlichungen aus dem Risikomanagement
  - Vom BMELV angeforderte Berichte
- Netzwerk Verbraucherforschung (Geschäftsstelle)

© bmelv.de

11

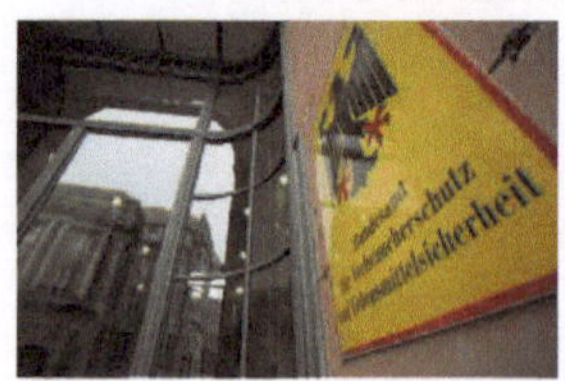

Vielen Dank an das BVL für zehn Jahre erfolgreiche Arbeit im Verbraucherschutz

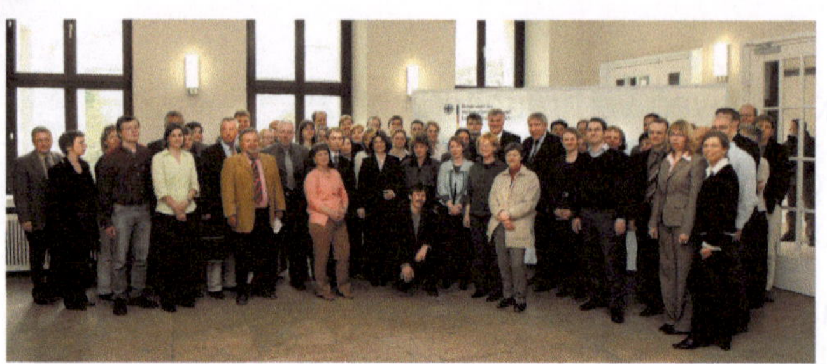

Vielen Dank für Ihre Aufmerksamkeit

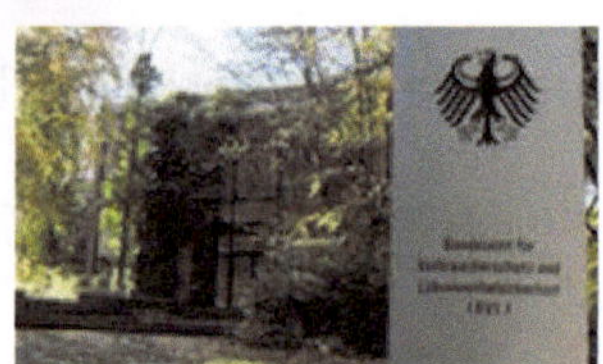

©bmelv.de

2.6   Zulassungsverfahren im nationalen und internationalen Kontext: Entwicklungen und Perspektiven für das BVL aus Sicht der EMA (Schwerpunkt Tierarzneimittel)

Dr. Kornelia Grein, Europäische Arzneimittel-Agentur (EMA)

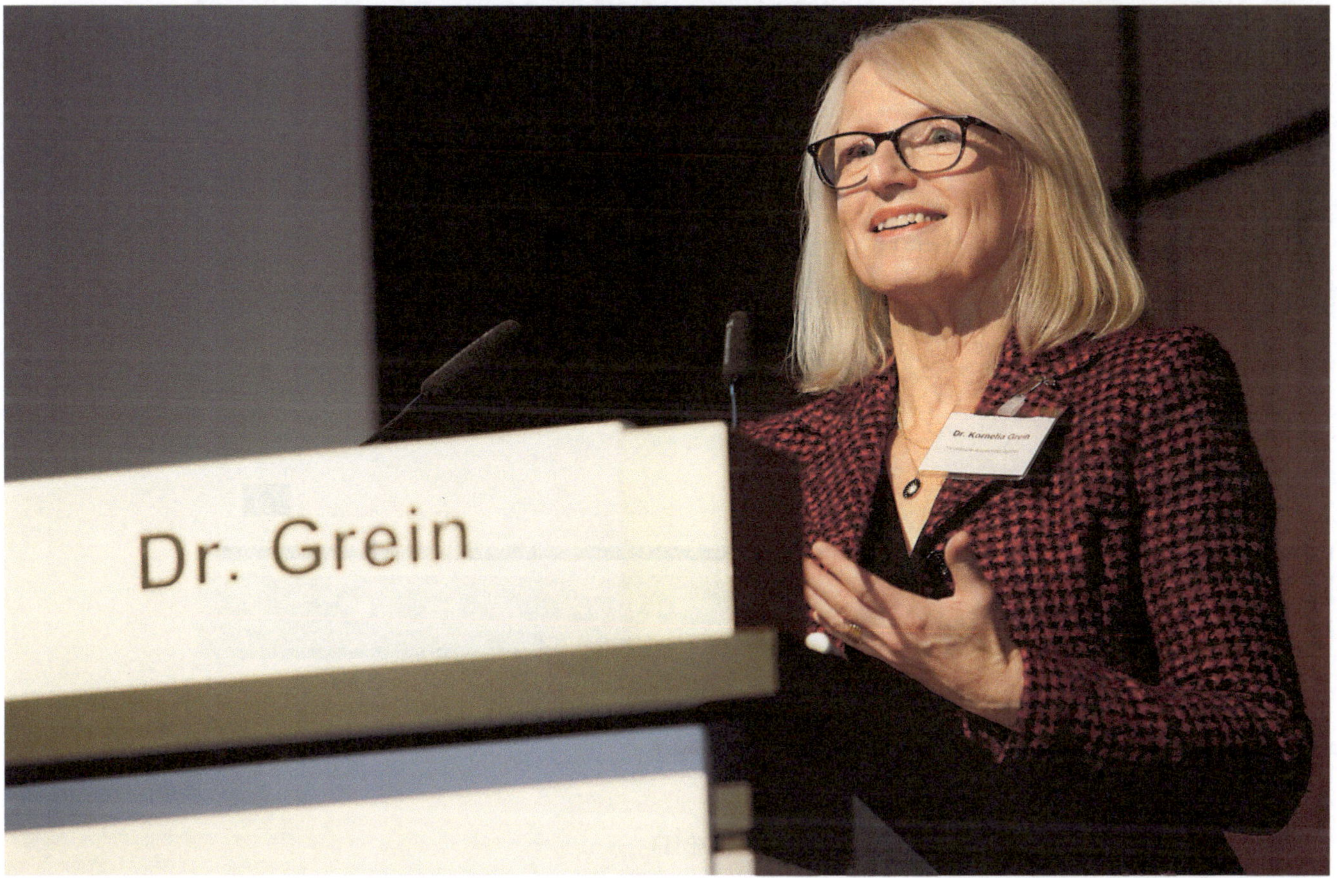

Das Referat führt kurz in die Prinzipien der Zulassung von Tierarzneimitteln in der Europäischen Union ein und zeigt die Entwicklung der Verfahrensweisen von rein nationalen Zulassungen bis hin zur Harmonisierung über das gesamte Netzwerk auf. Die Europäische Arzneimittel-Agentur (EMA) und der Tierarzneimittelausschuss (CVMP) werden vorgestellt. Die Aufgaben, Zusammensetzung und Arbeitsweise des CVMP werden hinsichtlich der Bewertung aller Aspekte der Tierarzneimittel aufge-

zeigt, und die Rolle einer nationalen Behörde – hier das BVL – im Rahmen der Zusammenarbeit auf europäischer und internationaler Ebene seit der Gründung der EMA im Jahre 1995 wird dargestellt. Wichtige Beiträge der Mitarbeiter des BVL zur Arbeit des CVMP, seiner Arbeitsgruppen und der internationalen Harmonisierung werden hervorgehoben. Die Erwartungen für die Zukunft, unter Berücksichtigung zu erwartender Änderungen und neuen Herausforderungen, werden beschrieben.

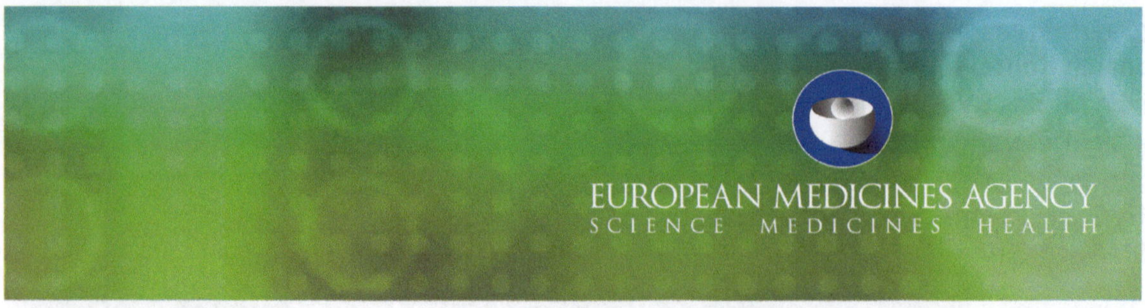

Zulassungsverfahren im nationalen und internationalen Kontext

Entwicklung und Perspektiven für das BVL aus Sicht der
Europäischen Arzneimittel-Agentur
- Schwerpunkt: Tierarzneimittel -

Presented by: Kornelia Grein
Head of Veterinary Medicines

An agency of the European Union

Inhalt

- Zulassung von Tierarzneimitteln
- Die Europäische Arzneimittel-Agentur
- Rolle des BVL

1   Zulassungsverfahren im nationalen und internationalen Kontext - Tierarzneimittel

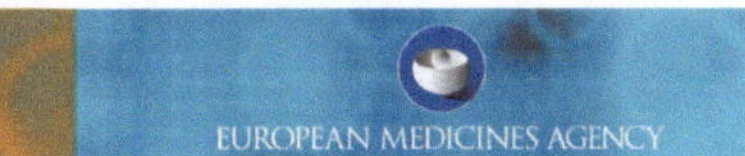

Bewertung von Tierarzneimitteln

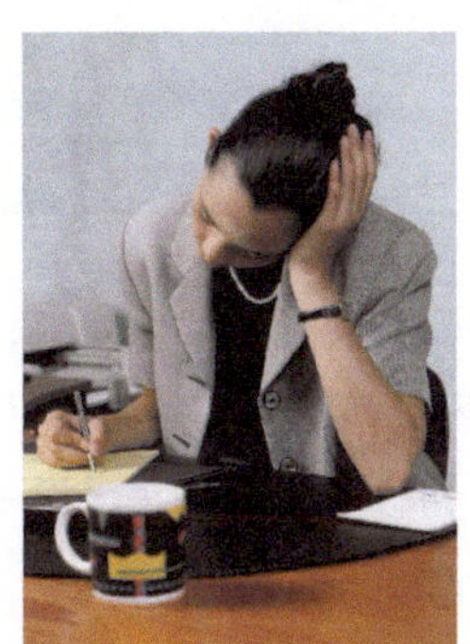

- Qualität
- Sicherheit
    - Zieltier
    - Verbraucher
    - Anwender/Tierbesitzer
    - Umwelt
    - Rückstände (MRL, Wartezeit)
- Wirksamkeit
- Risiko-Nutzenbewertung
- Bedingungen der Zulassung (z.B. Indikation, Dosierung, Warnhinweise)
- Überwachung, Pharmakovigilanz
- Erweiterungen und Änderungen der Zulassungen

2   Zulassungsverfahren im nationalen und internationalen Kontext - Tierarzneimittel

Tierarzneimittel

- Nutztiere (lebensmittelliefernde Tiere)
    - Höchstrückstandswerte - Maximum Residue Limits (MRLs)

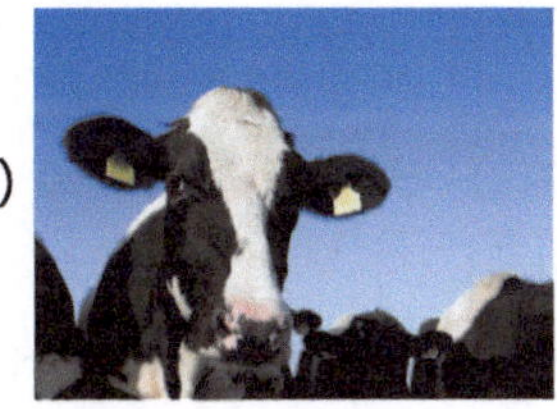

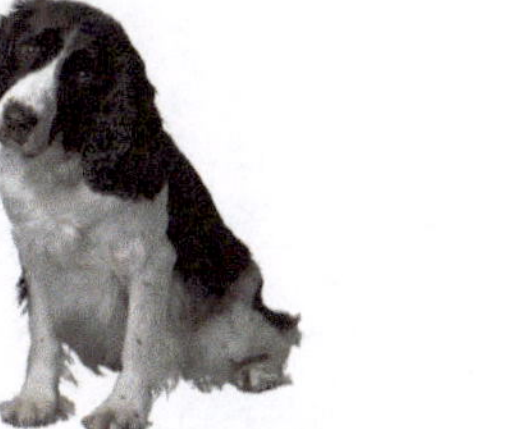

- Haustiere

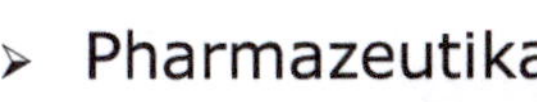

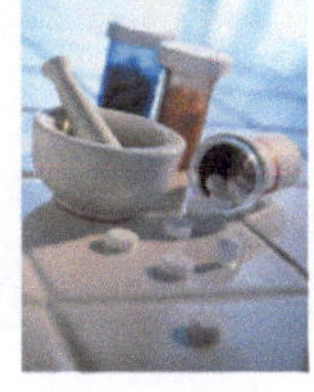

> Pharmazeutika

> Tierimpfstoffe

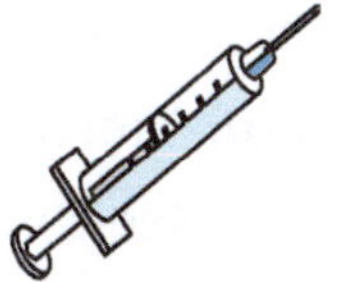

3   Zulassungsverfahren im nationalen und internationalen Kontext - Tierarzneimittel

Zulassung von Tierarzneimitteln

- **National** **1** Mitgliedsstaat

- **Gegenseitige Anerkennung** (seit 1995) und **dezentralisiertes** Verfahren (seit 2005)
  - Referenzmitgliedsstaat, betroffene Mitgliedsstaaten
  - Koordinierungsgruppe 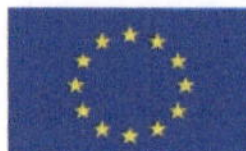 **2-27** Mitgliedsstaaten

- **Zentralisiertes** Verfahren (seit 1995, EMA/CVMP)
  - Biotechnologie
  - Neue Wirkstoffe, innovative Produkte **Alle 27** Mitgliedsstaaten

 Harmonisierung 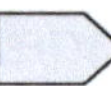 Zusammenarbeit im EU Netzwerk

4   Zulassungsverfahren im nationalen und internationalen Kontext - Tierarzneimittel

Europäische Arzneimittel-Agentur* (1)

* European Medicines Agency (EMA)

- Gründung: 1995
- Sitz: London
- Verordnung (EG) Nr. 726/2003 (zuvor: 2309/93)
- Zuständig für Human– und Tierarzneimittel:
  - Zentralisierte Zulassungen
  - Leitfäden zur Bewertung
  - Wissenschaftliche Koordinierung
- Insgesamt sieben wissenschaftliche Kommittees
  - **Ausschuss für Tierarzneimittel**
  - Committee for Medicinal Products for Veterinary Use (CVMP)

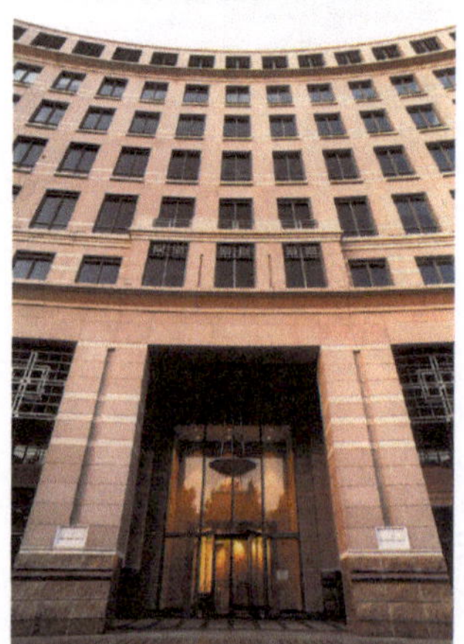

5   Zulassungsverfahren im nationalen und internationalen Kontext - Tierarzneimittel

Tierarzneimittelausschuss (CVMP)

- **Benannt durch die Mitgliedsstaaten:**

- Ein Mitglied und ein Vertreter

  – Ein Mitglied (+ Stellvertreter) für jeden Mitgliedsstaat (27)

- Fünf zusätzliche Mitglieder **benannt durch das Komitee** (Komplementärkompetenz)

- Vorsitzende(r) und stellvertretende(r) Vorsitzende(r)
- Treffen: jeden Monat

6   Zulassungsverfahren im nationalen und internationalen Kontext - Tierarzneimittel

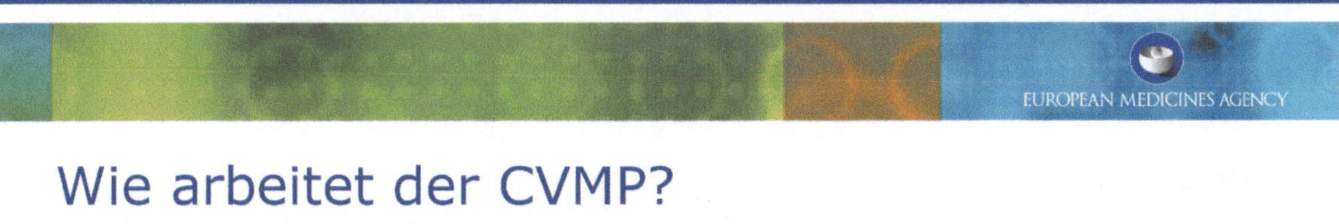

Wie arbeitet der CVMP?

Berichterstatter / Mitberichterstatter
Benannt aufgrund der Kompetenz des Mitglieds und Ressourcen

Detaillierte Bewertung

Kommentare durch CVMP Mitglieder / Peer Review durch benannte Mitglieder / Diskussion CVMP

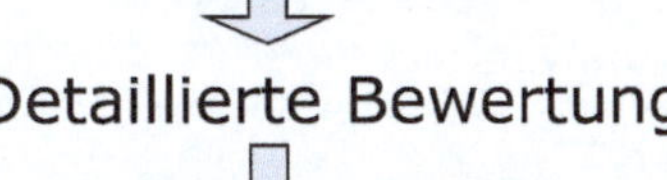

Überarbeitung der Bewertung

CVMP Bewertung

7   Zulassungsverfahren im nationalen und internationalen Kontext - Tierarzneimittel

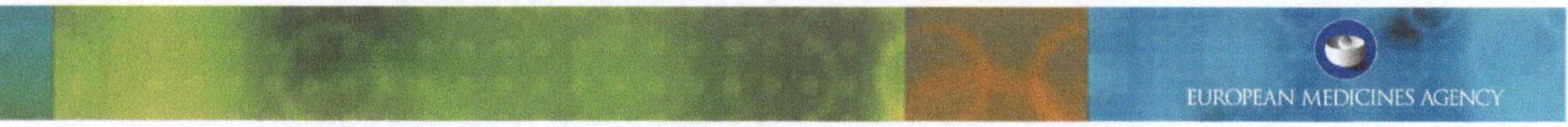

Wie arbeitet der CVMP?
Arbeitsgruppen

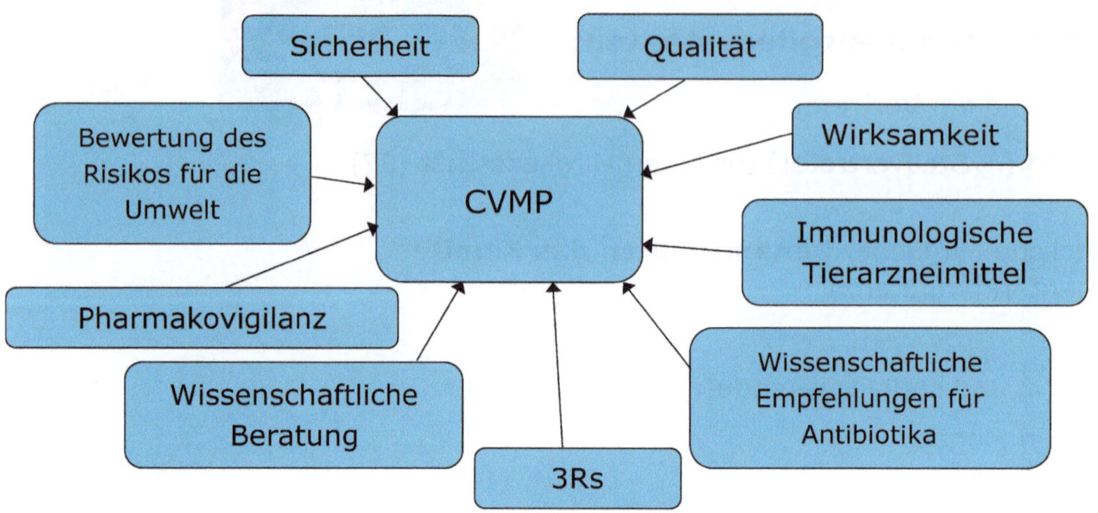

8   Zulassungsverfahren im nationalen und internationalen Kontext - Tierarzneimittel

Rolle des BVL

9   Zulassungsverfahren im nationalen und internationalen Kontext - Tierarzneimittel

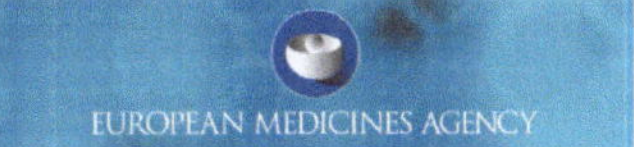

Zukunftserwartungen

- Erhaltung und Weiterentwicklung der wissenschaftlichen Kompetenz – neue innovative Arzneimittel

- Ressourcen zur Weiterführung der Mitwirkung auf europäischer und internationaler Ebene

- Weiterführung der exzellenten Kooperation

10   Zulassungsverfahren im nationalen und internationalen Kontext - Tierarzneimittel

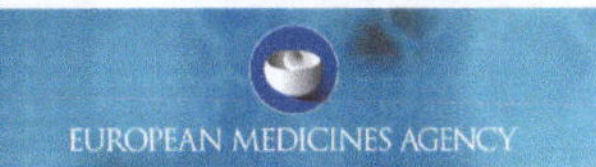

Vielen Dank für Ihre Aufmerksamkeit

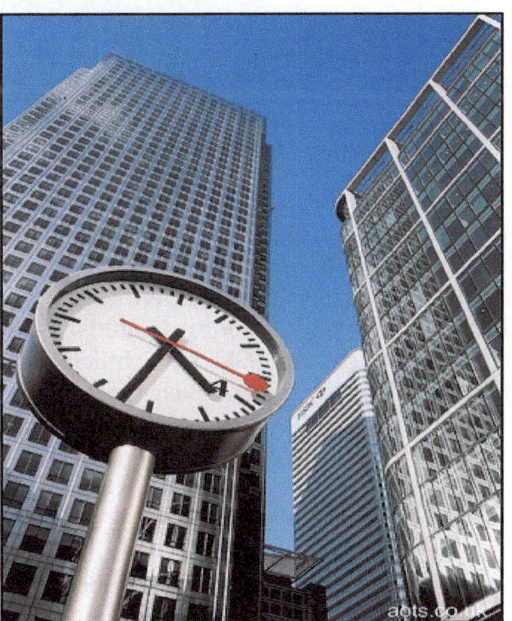

11

2.7   Zulassungsverfahren im nationalen und internationalen Kontext: Entwicklungen und Perspektiven für das BVL aus Sicht des BfR (Schwerpunkt Pflanzenschutzmittel)

Dr. Ursula Banasiak, Abteilungsleiterin „Chemikaliensicherheit", Bundesinstitut für Risikobewertung (BfR)

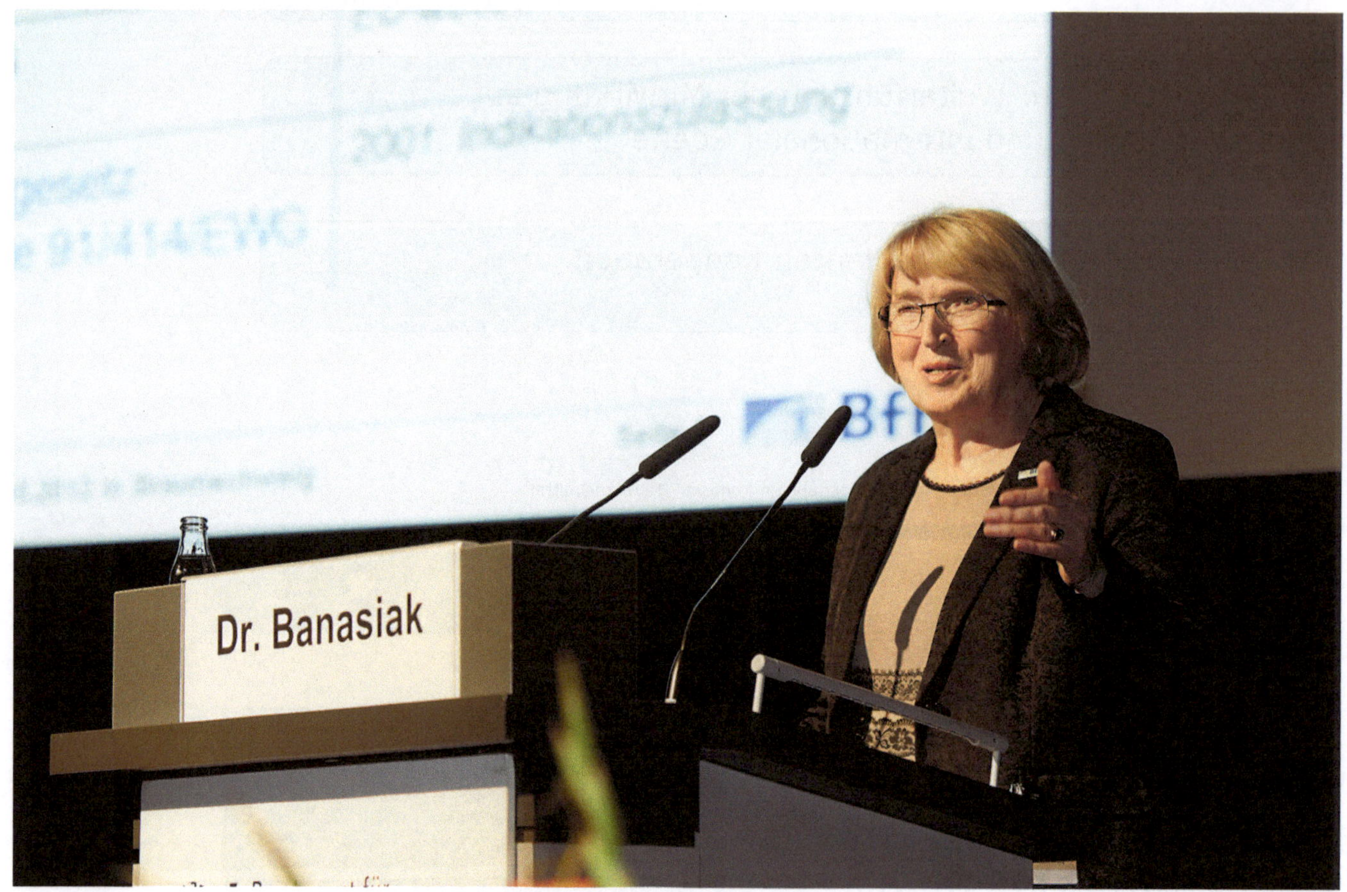

Pflanzenschutzmittel (PSM) dienen dem Schutz von Kulturpflanzen vor Schaderregern. Ihre Anwendung ist seit Langem gesetzlich geregelt, da mit der gewollten Wirkung auch ungewollte Effekte einhergehen können. Im Laufe der Jahre wurden die Anforderungen an PSM hinsichtlich möglicher Auswirkungen auf Verbraucher, Anwender und Umwelt enorm ausgeweitet, so dass diese Stoffe und Zubereitungen heute zu den am besten untersuchten Chemikalien gehören.

In Deutschland erfolgte 2002 die Neuorganisation des gesundheitlichen Verbraucherschutzes und der Lebensmittelsicherheit mit dem Ziel der Trennung von Risikobewertung und Risikomanagement. Bis dahin war die Biologische Bundesanstalt für Land- und Forstwirtschaft (BBA) für die nationale Zulassung zuständig, nun wurde diese Aufgabe in das neu gegründete Bundesamt für Verbraucherschutz und Lebensmittelsicherheit (BVL) verlagert. Das europäische Recht erhielt mit der Verordnung (EG) Nr. 1107/2009 eine neue Grundlage, die das BVL und die Bewertungsbehörden, d. h. das Bundesinstitut für Risikobewertung (BfR), das Julius Kühn-Institut (JKI) und das Umweltbundesamt (UBA), vor große Herausforderungen stellt. Dazu zählen beispielsweise das Verfahren der zonalen Zulassung, aber auch verkürzte Bearbeitungszeiten und Altanträge, die nach bisheriger Rechtsetzung zu bearbeiten sind. Die Behörden unternehmen große Anstrengungen, um diesen Herausforderungen als zuverlässige Partner im Zulassungsverfahren unter Sicherstellung der Schutzziele zu begegnen. Eine gemeinsame Verwaltungsvereinbarung soll noch im Jahr 2012 verabschiedet werden.

Zulassungsverfahren für Pflanzenschutzmittel

Entwicklung und Perspektiven für das BVL aus Sicht des BfR

Dr. Ursula Banasiak

Gliederung

Warum chemischer Pflanzenschutz?

Wie haben sich die Zulassungsverfahren entwickelt?

Welche Perspektiven ergeben sich für das BVL?

- Herausforderungen
- Erwartungen an die Zukunft

  aus der Sicht einer am Verfahren beteiligten Behörde

Chemischer Pflanzenschutz

- ⮞ Kulturpflanzen werden von Schädlingen und Krankheitserregern wie Pilze, Bakterien und Viren befallen.

- ⮞ Der Befall von Kulturpflanzen mit Schadorganismen ist keine Ausnahmesituation, sondern der Normalzustand.

- ⮞ Die Anwendung von Pflanzenschutzmitteln ist auf das notwendige Maß zu beschränken.

- ⮞ Chemischer Pflanzenschutz wird emotional abgelehnt, unabhängig davon, ob die Auswirkungen auf die Gesundheit oder den Naturhaushalt beherrscht werden.

Chemischer Pflanzenschutz

- ⮞ ist ambivalent – es gibt die gewollte Wirkung und die damit verbundenen ungewollten Wirkungen.

> **Gesetzliche Zulassungsverfahren**
> **Risikobewertung - Risikomanagement**

Zielkonflikte

zuverlässige Wirksamkeit		geringe Toxizität/Ökotoxizität
verlässliche Dauerwirkung		gute Abbaubarkeit
geringe Versickerung	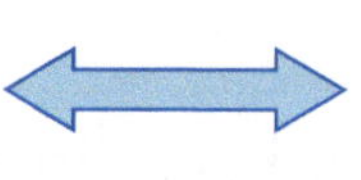	geringe Persistenz im Boden
Einsatz mehrerer PSM		
wegen spezifischer Wirkung		keine Mehrfachrückstände

Historie rechtlicher Regelungen (1)

Jahr	Rechtliche Regelungen	Prüfschwerpunkte
1923	Reichspflanzenschutzgesetz als Referentenentwurf – *nicht umgesetzt*	
1923	Entwurf für ein Gesetz über die Prüfung chemischer Pflanzenschutzmittel *– nicht umgesetzt*	
1937	**Erstes deutsche Pflanzenschutzgesetz**	Wirksamkeit
1953	Gesetz zum Schutz der Kultur- und Nutzpflanzen (DDR)	
1968	**Pflanzenschutzgesetz (BRD)** Inverkehrbringen und Zulassung von PSM	Wirksamkeit Bienenschutz

Historie rechtlicher Regelungen (2)

Jahr	Rechtliche Regelungen	Prüfschwerpunkte *Neuerungen*
1975	Novelle Pflanzenschutzgesetz (BRD)	Verbraucherschutz • Rückstände • Toxikologie
1978	Pflanzenschutzverordnung (DDR)	*Indikationsregelung*
1986	Novelle Pflanzenschutzgesetz (BRD)	Naturhaushalt • Verbleib • Auswirkungen
1991	**Richtlinie 91/414/EWG**	*EU-weite Wirkstoffprüfung*
1998	Novelle Pflanzenschutzgesetz Umsetzung der Richtlinie 91/414/EWG	*2001: Indikationszulassung*

Historie rechtlicher Regelungen (3)

Jahr	Rechtliche Regelungen	*Neuerungen*
2002	Gesetz zur Neuorganisation des gesundheitlichen Verbraucherschutzes und der Lebensmittelsicherheit Gründung BVL, BfR	*Trennung von Risikomanagement und Risikobewertung*

Die Beteiligung der Behörden am Zulassungsverfahren wurde per Gesetz neu geordnet.

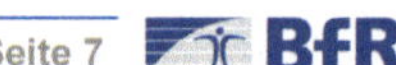
Seite 7

Beteiligung am Zulassungsverfahren

Jahr	Zulassungs-stelle	Bewertungs-behörde	Anzahl beteiligter Behörden
bis 1986	BBA	BBA, BGA	2
ab 1987	BBA	BGA/BgVV, BBA, UBA	3
ab 2002	BVL	BfR, UBA, BBA/JKI	4

Neuorganisation des Zulassungsverfahrens für PSM - die erste große Herausforderung für das BVL

BBA	Biologische Bundesanstalt für Land und Forstwirtschaft
JKI	Julius Kühn-Institut, Bundesforschungsinstitut für Kulturpflanzen
BGA	Bundesgesundheitsamt
BgVV	Bundesinstitut für gesundheitlichen Verbraucherschutz und Veterinärmedizin
BfR	Bundesinstitut für Risikobewertung
BVL	Bundesamt für Verbraucherschutz und Lebensmittelsicherheit

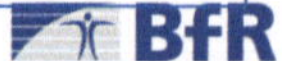
Seite 8

Beteiligung am Zulassungsverfahren

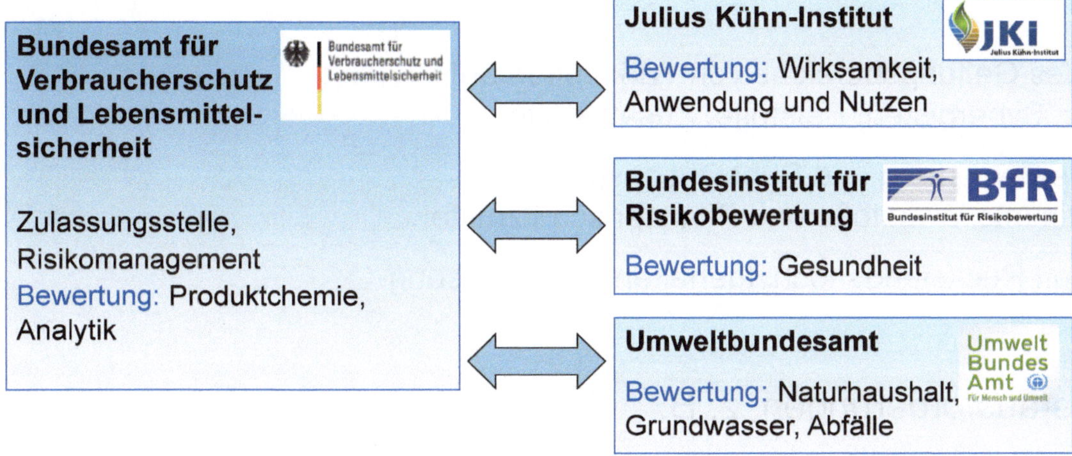

Historie rechtlicher Regelungen (4)

➤ Zeit war reif für grundsätzliche Reformen auf EU-Ebene
➤ Probleme durch fehlende Harmonisierung, z. B.
  • Rückstandshöchstgehalte in Lebensmitteln
  • Schutzniveau für Verbraucher und Umwelt
  • Transparenz in der Bewertung

Jahr	Rechtliche Regelungen	Neuerungen
2005	Verordnung (EG) 396/2005, Harmonisierte Rückstandshöchstgehalte (MRLs)	Gültig ab 01.09.2008
2006	Novelle Pflanzenschutzgesetz	
2009	EU Rahmenrichtlinie 2009/128/EG über die nachhaltige Verwendung von PSM	Nationale Aktionspläne, Sachkunderegelungen
2009	**Verordnung (EG) Nr. 1107/2009 über das Inverkehrbringen von PSM**	• Zonale Zulassung in EU • Ausschlusskriterien für Wirkstoffe
2012	Pflanzenschutzgesetz vom 06.02.2012	

EU-Zulassungsverordnung Nr. 1107/2009

des Europäischen Parlaments und des Rates über das Inverkehrbringen
von Pflanzenschutzmitteln vom 21.10.2009

- Ausweitung des Geltungsbereichs von Wirkstoffen auf
    Safener, Synergisten, Beistoffe, Zusatzstoffe

- Vergleichende Bewertung und Substitutionsprinzip
    für bestimmte Wirkstoffe und Pflanzenschutzmittel

- Festlegung von Rückstandshöchstgehalten vor Zulassung

Besondere Herausforderungen, z. B.

- Kriterien zur Aufnahme von Wirkstoffen in die Positivliste der EU

- Zonale Zulassung für Pflanzenschutzmittel

- Verordnung war in allen MS direkt ab 14.06.2011 anzuwenden

Banasiak, Festveranstaltung 10 Jahre BVL am 31.10.2012 in Braunschweig   Seite 11   BfR

„Cut-Off"-Kriterien

Kriterien zur Aufnahme von Wirkstoffen in die Positivliste der EU

Gesundheit: Wirkstoffe, die krebserzeugende, erbgutschädigende,
die Fortpflanzung schädigende oder hormonell schädigende Wirkung
haben, dürfen grundsätzlich nicht in PSM eingesetzt werden.

$$\text{Risiko} = \text{Gefährdung} \times \text{Exposition}$$

Umwelt: Wirkstoffe, die eingestuft sind als
- POP   persistenter organischer Schadstoff
- PBT   persistent, bioakkumulierbar, toxisch
- vPvB   hoch persistent, hoch bioakkumulierbar

oder die hormonell schädigend auf Nicht-Zielorganismen wirken,
dürfen grundsätzlich nicht in PSM eingesetzt werden.

Banasiak, Festveranstaltung 10 Jahre BVL am 31.10.2012 in Braunschweig   Seite 12   BfR

Zonale Zulassung

Zone A = Norden, Zone B = Zentral, Zone C = Süden

Der Antragsteller wählt einen zRMS, der den Antrag für die Zone bewertet.

zRMS *Zonal Rapporteur Member State*	**cMS** *Concerned Member State*	**„nicht beteiligter" MS** *Die anderen MS der Zone*
Der den Antrag prüfender Mitgliedstaat	• Bewertet auf Basis des vom zRMS erstellten Berichts • Möglichkeit zur Kommentierung	Gegenseitige Anerkennung

Herausforderung „zonale Zulassung"

Zielsetzung der VO (EG) 1107/2009

➲ Verringerung des Aufwandes für Behörden und Antragsteller

➲ Beschleunigung der Verfahren durch Vorgabe kurzer Fristen

> **Stand 9. Oktober 2012**
>
> 150 Anträge auf zonale Zulassung sind in Bearbeitung
> • DE ist zRMS für 75 Anträge
> • DE ist cMS für 73 Anträge
> • für 2 Anträge ist gegenseitige Anerkennung beantragt

Bisherige Erfahrungen

➲ Wesentlich höherer Arbeitsaufwand als bei „Altanträgen"

➲ Verfristungen?

Herausforderungen „Altanträge"

Altanträge

- sind Anträge, die bis zum 13. Juni 2011 gestellt wurden
- werden nach bisherigen Verfahren (§ 15 PflSchG) bearbeitet

Stand 9. Oktober 2012

➲ 310 Altanträge sind im Verfahren

➲ Maßnahmepläne der Behörden zur Abarbeitung der Altanträge

Erwartungen an die Zukunft

DE verfügt über Kapazität für konzeptionelle Arbeit zur Sicherstellung der Schutzziele

➲ Beispiele aus der Sicht des BfR

- „Cut-Off"-Kriterien, Stoffe mit endokrin-schädlicher Wirkung
- Bewertung von Stoffgemischen (Mehrfachrückstände, Anwendung)
- Entwicklung von Modellen zur Anwendungsexposition

Erwartungen an die Zukunft

Zulassungsverfahren

➲ Altanträge sind 2013 abgearbeitet (?)

➲ DE ist ein zuverlässiger Partner als zRMS
  - Termingerechtigkeit
  - Prozessbewusstsein
  - Planbarkeit der Verfahren

Erwartungen an die Zukunft

Wie können wir diese Ziele erreichen?

➲ Gemeinsame Verwaltungsvereinbarung
  BVL, BfR, JKI, UBA

➲ Sicherstellen der personellen Ressourcen

Erwartungen an die Zukunft

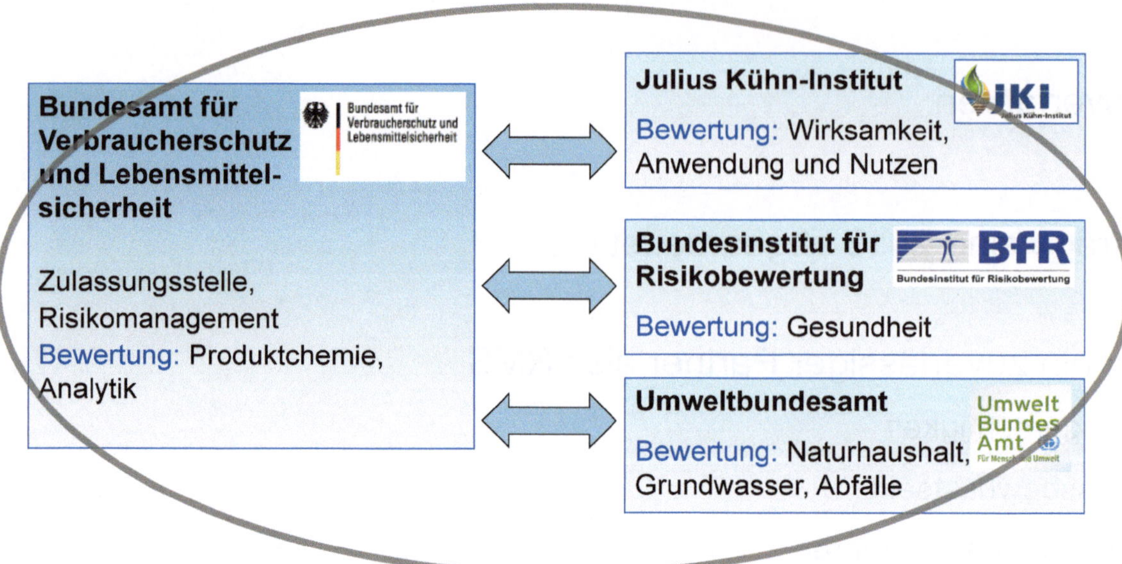

Banasiak, Festveranstaltung 10 Jahre BVL am 31.10.2012 in Braunschweig   Seite 19 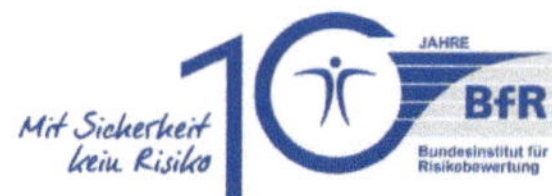

DANKE FÜR IHRE AUFMERKSAMKEIT

Dr. Ursula Banasiak

Bundesinstitut für Risikobewertung
Max-Dohrn-Str. 8-10 • D-10589 Berlin
Tel. 0 30 - 184 12 - 3337 • Fax 0 30 - 184 12 - 47 41
ursula.banasiak@bfr.bund.de • www.bfr.bund.de

2.8 Zulassungsverfahren im nationalen und internationalen Kontext: Entwicklungen und Perspektiven für das BVL aus europäischer Sicht (Schwerpunkt Gentechnik)

Dr. Ladislav Miko, Stellvertretender Direktor – For the Food chain, DG Health and Consumers Policy, Europäische Kommission (DG SANCO)

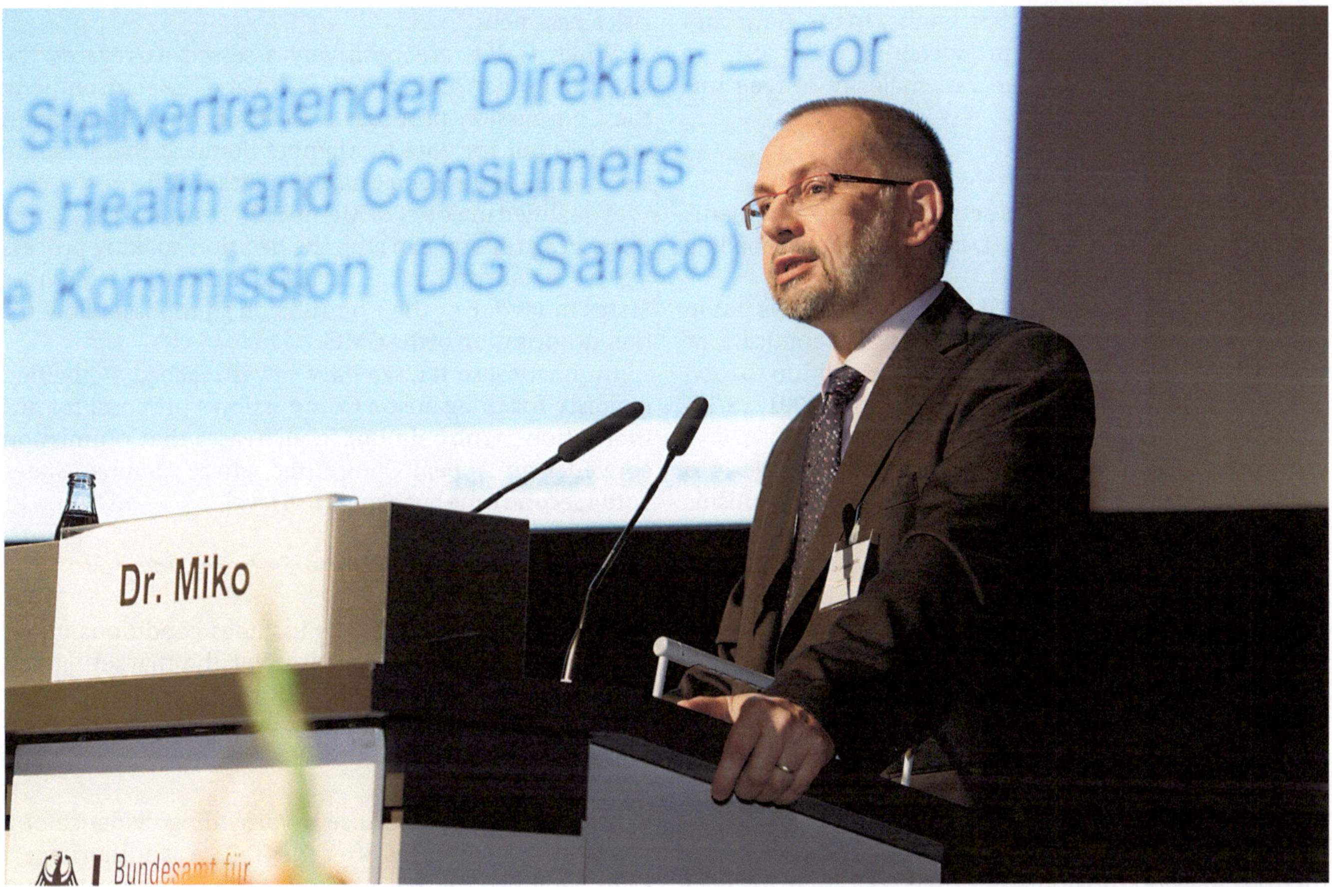

It is a pleasure to be part of the celebration of the 10th anniversary of the Federal Office of Consumer Protection and Food Safety (BVL). Allow me to highlight the active involvement of BVL in projects financed by the European Commission under its Framework Research Programmes, such as the "Beetle project" some years ago (aiming at assessing biological and environmental long-term effects of GM crops, finalised in 2007), and the "PRICE" project (Practical Implementation of Co-existence in Europe) which is currently on-going.

The issue of GMOs is complex and controversial, as has recently proved the debate created by the publication of the study by Prof. Seralini on NK603. We all, risk managers and risk assessors at national and European levels, have the responsibility to work hand in hand to ensure the highest level of consumer protection measures based on sound risk assessment.

The purpose of my intervention is to provide you with an overview of the authorisation system of GMOs in the EU, highlighting the role and margin of manoeuvre of Member States such as Germany at both risk assessment and risk management levels.

Allow me to first start with key facts on GMOs to set the context.

Context: key facts on GMOs
Currently, only two GMOs are authorised for cultivation (MON 810 and Amflora) but only MON 810 maize is

commercially cultivated in the EU in five Memberstates while the cultivation of the Amflora potato was stopped by the company for commercial reasons.

The cultivation of MON 810 is banned in seven Member States including Germany (DE, HU, AT, EL, FR, LU, BG) under the safeguard clause in the light of new risks to health and environment (not confirmed by EFSA).

There is almost no GM-labelled food in the EU (contrary to the US). The only available GM-labelled food is soybean oil for cooking and some imported products (mostly mayonnaise and other sauces, maize flour and cereals and soya containing products).

In contrast with food, the vast majority of feed imports is labelled as GM!

GMOs are strictly regulated at the European level

The EU legislation on GMOs sets the legal requirements for the placing on the market, cultivation and labelling of GMOs.

Regulation 1829/2003 on GM food and feed has put in place a system allowing applicants to submit applications for both cultivation and/or other uses (in addition to food and feed). The Regulation refers to Directive 2001/18/EC concerning the environmental risk assessment.

Directive 2001/18/EC on the deliberate release into the environment of genetically modified organisms outlines the principles for, and regulates, experimental releases and the placing on the market of GMOs in the EU: The authorisation system of the EU is based on the following underlying principles:

- Safety first, responsible innovation
- Separation of the risk assessment and risk management functions since the adoption of the General Food Law and the creation of EFSA
- Science-based risk management measures

In 2012, the Commission authorised six GMOs for feed and food uses. The latest one was authorised on 18 October: genetically modified maize MIR162 confers protection against specific lepidopteran insects. The Commission also renewed the authorisation of a GM soybean in February 2012.

What is the role of Member States?

Risk assessment phase

GM feed and food: risk assessment is centralised at EFSA but Member States can submit comments within the first three months of EFSA's risk assessment. EFSA analyses their comments when assessing the GMOs.

EFSA collaborates with Member States and takes into account their scientific analysis. A good example is the recent Seralini study, where both BVL and BfR have actively contributed, not only as regards the GM aspects but also the pesticide aspects.

GMO cultivation: the scientific evaluation starts at national level with a "rapporteur" Member State. The national risk assessment is then submitted to the other Member States, EFSA and COM. EFSA finalises the risk assessment.

Risk management phase

Risk management measures are taken on the basis of risk assessment.

When GMOs are positively assessed as regards the safety of human and animal health and the environment, the Commission proposes a Decision for authorisation which is put for vote to Member States at the Standing Committee of the Food Chain (experts' level).

A qualified majority of Member States against the Commission's proposal can stop the decision-making process (i.e. no authorisation). A qualified majority of Member States in favour of the Commission's proposal allow for the authorisation of the GMO.

In practice, so far, we have never reached a qualified majority for or against a Commission's proposal for authorisation (i.e. no opinion). In such cases, the Commission convenes an Appeal Committee where Member States vote a second time but at political level.

Specificity of the role of Member States regarding GMO cultivation

The EU legislation on GMOs includes conditions under which a Member State can prohibit the marketing and use of GMOs on its territory. For the time being, to ban or restrict GMO cultivation, Member States have no other possibility than:

- to use a safeguard clause by providing evidence of a severe risk identified after the GMO was authorised;
- to demonstrate that less restrictive measures are not able to ensure coexistence between GM cultures and another type of production.

Concerning the second option, Directive 2001/18/EC provides some leeway to Member States: it allows them to adopt measures to avoid the presence of authorised GMOs in other products (coexistence measures).

With the Recommendation on co-existence of July 2010, the Commission has re-assessed the possibilities offered by Directive 2001/18/EC in light of experience gained by years of practice. The Commission recognises that the situations in the Member States vary and that different policies can be put in place. In some Member States a particular attention is paid to organic production and GM free schemes.

This may justify that a Member State put in place co-existence measures to ensure that no presence of GMOs is found in conventional and organic products (not only 0.9%).

New possibility proposed by the Commission
The Commission proposal on GMO cultivation of July 2011 goes one step further and allows Member States to restrict or prohibit GMO cultivation in part or all of their territory after the GMO has legally been placed on the EU market. Member States must base their restriction or prohibition on other reasons than those invoked in the safeguard clauses I have just mentioned.

The objective of the proposal is to give Member States full flexibility on the decision to cultivate GMOs or not to cultivate, within the limits of the Treaty and international obligations.

This proposal offers a pragmatic solution to unblock the current situation (impossibility to reach a qualified majority on the proposals for authorisation of GMOs for cultivation, safeguard clauses in some Member States, national legislation aiming at prohibiting GMO cultivation).

The absence of political agreement at the 11 June Environmental Council under the Danish Presidency is a missed opportunity and I hope that a common position on the cultivation proposal will be adopted under the forthcoming Presidency. I would hope that Member States such as Germany, who are so far not yet convinced of the advantages of our proposal, would be able to reconsider their position.

Before concluding, I would like to stress that the Commission is engaged in other initiatives to meet requests from Member States, the European Parliament and from stakeholders. Allow me to mention environmental assessment and monitoring.

Monitoring is an area where greater involvement of Member States is needed. Besides reinforcing the monitoring activities that companies carry out, the Commission considers important to have more in-depth and independent environmental monitoring by Member States. We are working on a Recommendation on the strengthening of independent monitoring, and I know that BVL has been part of the initial discussion with the Working Group of Member States.

I wish you all success for the future, and all my best wishes for your 10th anniversary.

2.9 Zulassungsverfahren im nationalen und internationalen Kontext: Entwicklungen und Perspektiven für das BVL aus Sicht der Überwachungsbehörden (Schwerpunkt Labore)

Dr. Andreas Zapf, Präsident, Bayerisches Landesamt für Gesundheit und Lebensmittelsicherheit (LGL)

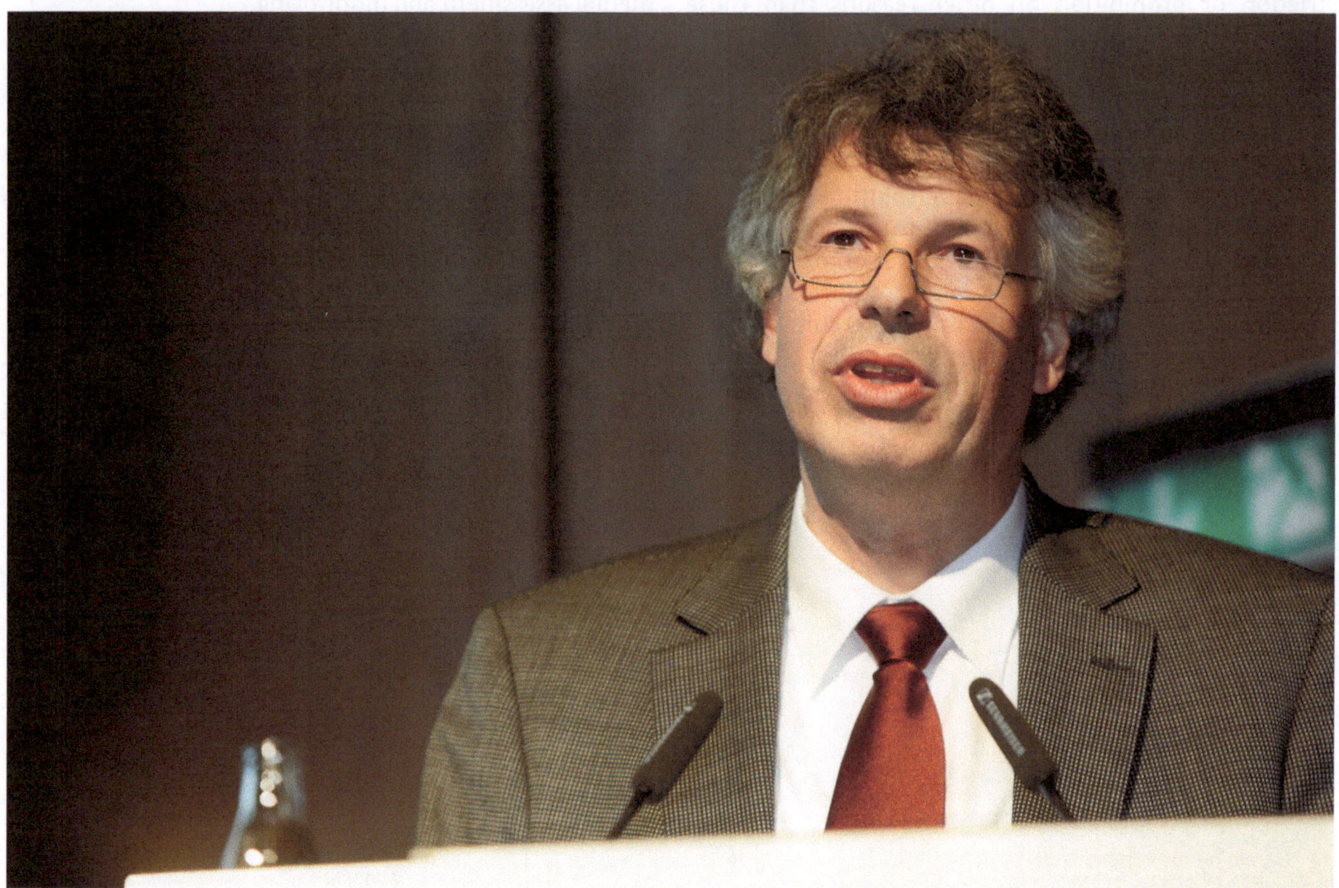

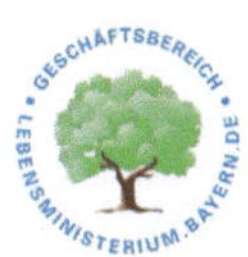
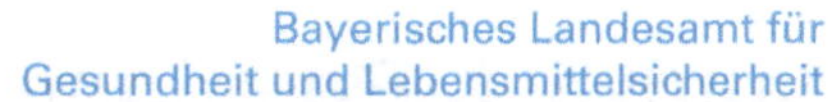

Bayerisches Landesamt für
Gesundheit und Lebensmittelsicherheit

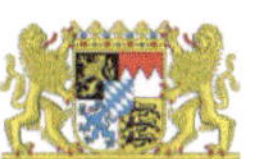

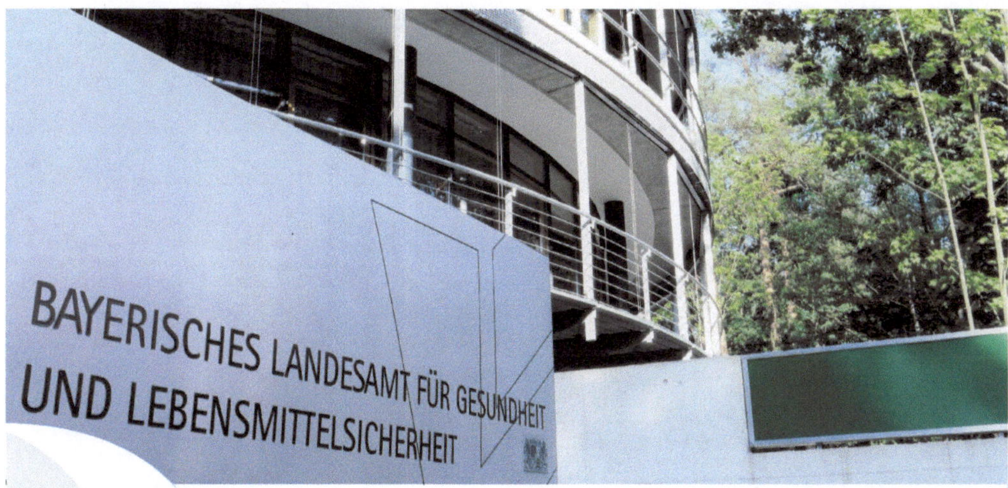
BAYERISCHES LANDESAMT FÜR GESUNDHEIT
UND LEBENSMITTELSICHERHEIT
LGL
Wie haben sich die Zulassungsverfahren entwickelt und welche
Perspektiven ergeben sich für das BVL?
... aus Sicht der Überwachungsbehörden (Schwerpunkt Labore)
Andreas Zapf

Herzlichen Glückwunsch

10 Jahre BVL

LGL   www.lgl.bayern.de

Sandwich-Positionen

BMELV

StMUG

BVL

LGL

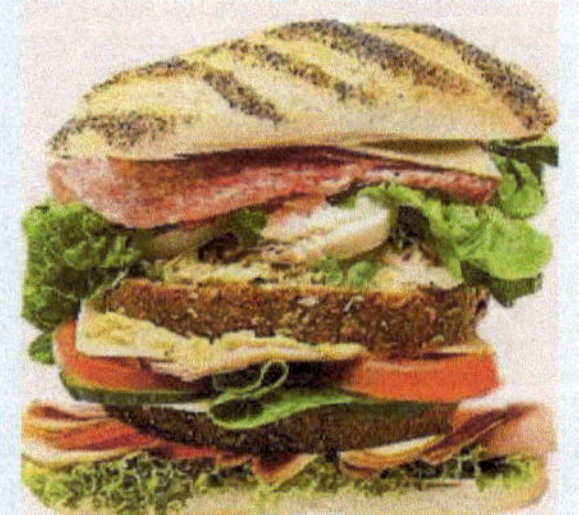

16 Länder

96 KVB

Bindeglied der Länder zur EU

EU

BVL

16 Länder

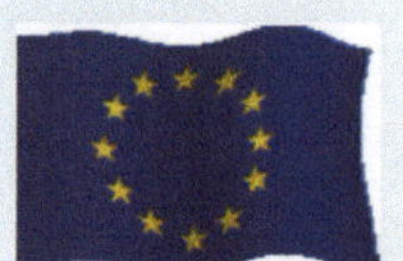

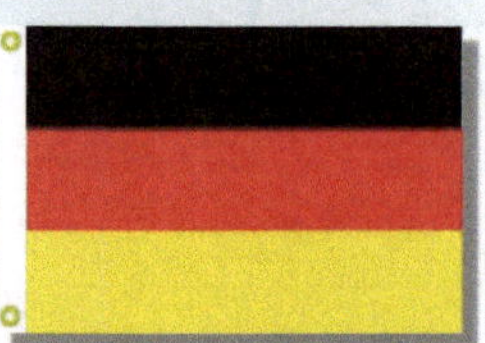

z.B.
Novel Food
Health Claims
Pflanzenschutzmittel
Zusatzstoffe
Tierarzneimittel
Gentechnisch veränderte Lebens- und Futtermittel
....

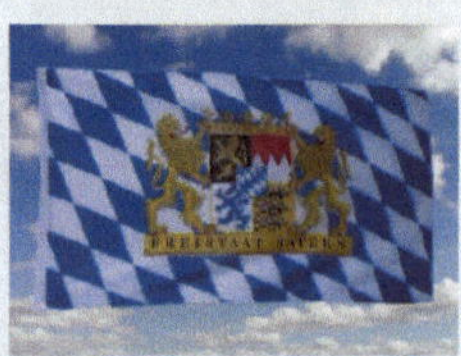

Gemeinsames Motto:

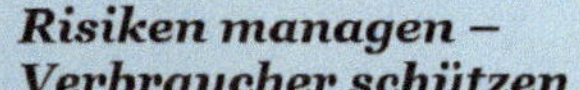

Risiken managen
- Verbraucher schützen

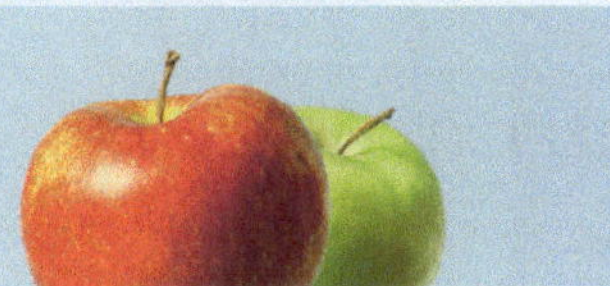

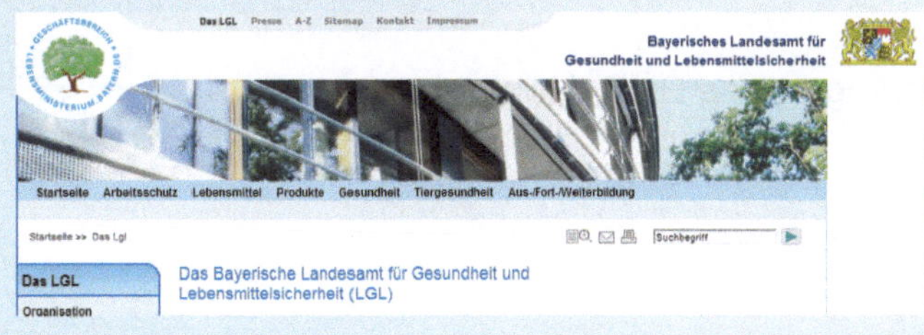

LGL   www.lgl.bayern.de

Zusammenarbeit BVL mit LGL

Vortrag des Präsidenten am 25.03.2009 im Rahmen des Schleißheimer Forums

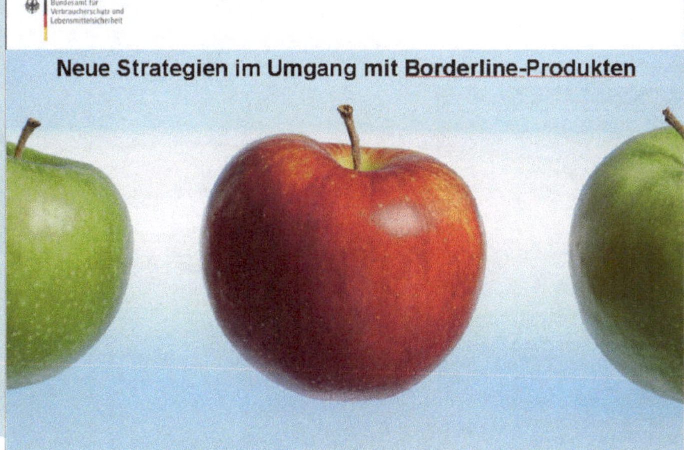

LGL   www.lgl.bayern.de

Gute Zusammenarbeit der Bundesländer und dem BVL

Schnellwarnsysteme (RASFF, RAPEX)

Task force EHEC

BVL – Kommissionen
  z.B. § 64 LFGB

Gremien – ALS, ALTS

Untersuchungsprogramme BÜP, Monitoring,
  Futtermittel

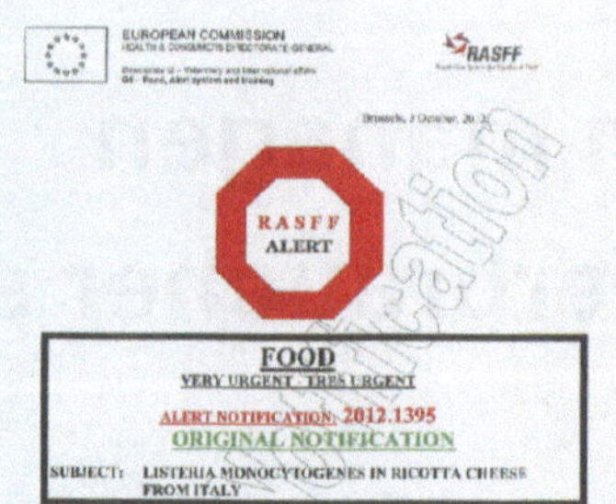

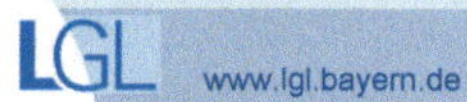

LGL   www.lgl.bayern.de

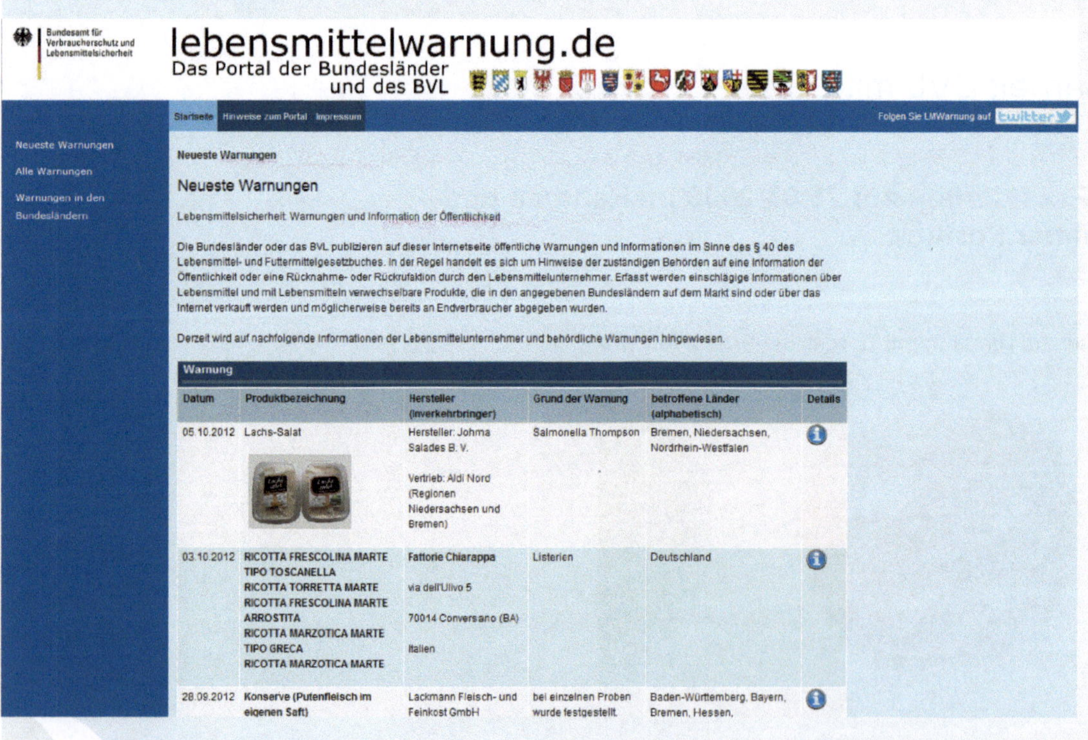

Warnung					
Datum	Produktbezeichnung	Hersteller (Inverkehrbringer)	Grund der Warnung	betroffene Länder (alphabetisch)	Details
05.10.2012	Lachs-Salat	Hersteller: Johma Salades B. V. Vertrieb: Aldi Nord (Regionen Niedersachsen und Bremen)	Salmonella Thompson	Bremen, Niedersachsen, Nordrhein-Westfalen	
03.10.2012	RICOTTA FRESCOLINA MARTE TIPO TOSCANELLA RICOTTA TORRETTA MARTE RICOTTA FRESCOLINA MARTE ARROSTITA RICOTTA MARZOTICA MARTE TIPO GRECA RICOTTA MARZOTICA MARTE	Fattorie Chiarappa via dell'Ulivo 5 70014 Conversano (BA) Italien	Listerien	Deutschland	
28.09.2012	Konserve (Putenfleisch im eigenen Saft)	Lackmann Fleisch- und Feinkost GmbH	bei einzelnen Proben wurde festgestellt.	Baden-Württemberg, Bayern, Bremen, Hessen,	

LGL   www.lgl.bayern.de

BVL – Laboratorien der Länder

Analytik:

➢ **Europäisches Referenzlabor (EURL)**

➢ **Nationale Referenzlabors (NRL)**

➢ **Netzwerk der Experten**

➢ **Einheitliche Standards**

➢ **Methodenentwicklung und Validierung**

➢ **Laborvergleichsuntersuchungen**

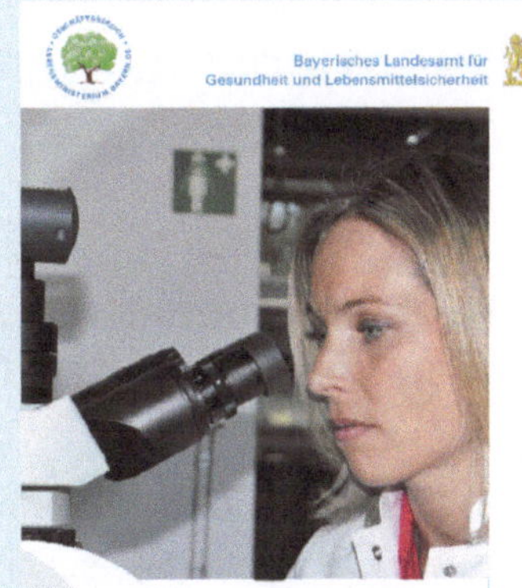

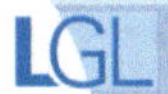

Zusammenarbeit BVL – Laboratorien der Länder

im Bereich Pflanzenschutzmittelrückstände

Nationales Referenzlabor für Pestizide (NRL):

➢ **Führung der Expertengruppe Pestizid-Rückstandsanalytik (EPRA) mit umfangreichem Erfahrungsaustausch**

➢ **Methodenvalidierungen und Informationen zu aktuellen analytischen Fragestellungen**

➢ **Information zu den EU-Proficiency Tests (Einladung, Kostenübernahme) und Zusammenfassung der Ergebnisse auf einer Fachtagung**

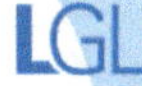

Zusammenarbeit BVL – Laboratorien der Länder

Nationales Referenzlabor für gentechnisch veränderte Organismen   (NRL)

➢ **Konzeptionelle Zusammenarbeit zur Harmonisierung und Implementierung von validierten GVO-Nachweismethoden/-strategien**

➢ **Erfahrungstransfer aus der Überwachungspraxis in Bezug auf nicht zugelassen GVO**

➢ **Austausch von Referenzmaterial**

➢ **Übermittlung von Statistiken zu Probenbefunden**

➢ **Unterstützung der Fachtagungen des NRL**

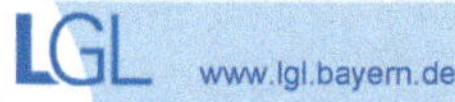

LGL   www.lgl.bayern.de

Zusammenarbeit BVL – Laboratorien der Länder

§ 64 LFGB Methodensammlung

➢ **Zentrale Methodensammlung für die amtliche Überwachung**

➢ **Validierung und Standardisierung von amtlichen Methoden**

➢ **Arbeitsgruppen**

➢ **Paritätische Beteiligung von Industrie, Universität und Überwachung**

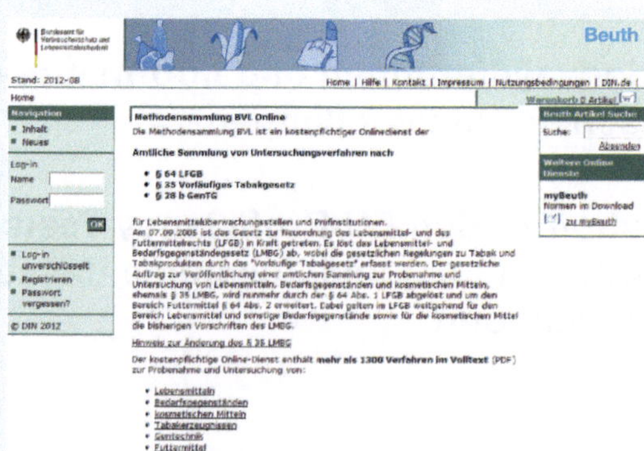

LGL   www.lgl.bayern.de

Zusammenarbeit BVL – Laboratorien der Länder

Analytik und Beurteilungen

➢ **Ausnahmegenehmigungen nach § 68 LFGB**

➢ **Allgemeinverfügungen nach § 54 LFGB**

➢ **Anzeigen von Nahrungsergänzungsmitteln**

➢ **Genehmigungen von bestimmten diätetischen Lebensmitteln**

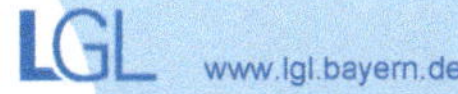

Zusammenarbeit BVL – Laboratorien der Länder

Analytik und Beurteilungen

**Anzeigen von Nahrungsergänzungsmitteln,
Säuglingsanfangsnahrungen und bilanzierten Diäten**

➢ **Anzeigen von Nahrungsergänzungsmitteln**
**Zahlen für Bayern (Sitz des Anzeigenden, Inverkehrbringers,
Herstellers oder Importeurs):**

➢ **Anzahl 2010:   622**
➢ **Anzahl 2011:   1901**
➢ **Anzahl 2012:   657   (Stand: 08. Oktober 2012)**

Zusammenarbeit BVL – Laboratorien der Länder

Sorgen der Länder

Internet **Beispiel: Nahrungsergänzungsmittel**

Zoll

LGL   www.lgl.bayern.de

Zusammenarbeit BVL – Laboratorien der Länder

Wünsche der Länder (des LGL?)

- *Infos zum Einsatz von Pflanzenschutzmitteln (PSM) in der Landwirtschaft*
- *Infos über Neuzulassungen von PSM (Stoffe, analytische Verfahren)*
- *Auswerten der BÜP-Programme durch BVL*
- *Unterstützung der Länderlabore für ein ausgewogenes Verhältnis von Analytik und Validierung*
- *zentrales Prüfverfahren im Bereich der bilanzierten Diäten*

LGL   www.lgl.bayern.de

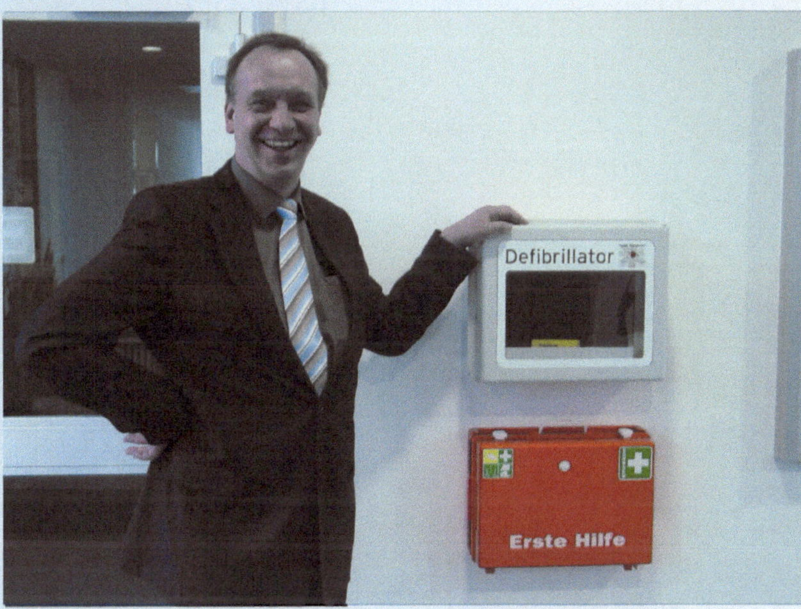

Alles Gute für die Zukunft
Defibrillator
Erste Hilfe
LGL
www.lgl.bayern.de
17

3.1 Eröffnung

Dr. Helmut Tschiersky-Schöneburg, Präsident, Bundesamt für Verbraucherschutz und Lebensmittelsicherheit

Sehr geehrte Frau Bundesministerin Aigner,
sehr geehrter Herr Minister Lindemann,
sehr geehrter Herr Oberbürgermeister Dr. Hoffmann,
sehr geehrte Frau Abgeordnete Dr. Reimann,
sehr geehrte Frau Direktorin Geslain-Lanéelle,
liebe Kolleginnen und Kollegen, werte Gäste,

meine Damen und Herren, das Bundesamt wird heute 10 Jahre alt. 10 Jahre BVL heißt auch: 10 Jahre Entwicklung im gesundheitlichen Verbraucherschutz.

Das Bundesamt verdankt seine Entstehung der Neuorientierung nach der BSE-Krise, die bei vielen Verbrauchern das Vertrauen in die Lebensmittelüberwachung grundlegend erschüttert hatte. Neben seinen Aufgaben im Risiko- und Krisenmanagement sollte das neue Bundesamt vor allem das Vertrauen in die behördlichen Entscheidungen stärken. Seit seiner Gründung wird das BVL mit großen Herausforderungen konfrontiert, zuletzt bei der EHEC-Krise und ganz aktuell beim massenhaften Ausbruch von Gastroenteritis in Schulen und Kitas.

Wir haben heute Nachmittag in einem Symposium die bisherige Entwicklung des Bundesamtes mit unseren Partnern diskutiert und seine weiteren Perspektiven ausgeleuchtet. Die Entwicklung der landwirtschaftlichen Ressourcen in der Welt, aber auch die Zunahme der Kaufkraft der Bevölkerung, z. B. in Asien, wird in den nächsten Jahren einen unmittelbaren Einfluss auf die globalen Warenströme haben. Die globalen Warenströme bringen aber auch die Risiken der Herkunftsländer zu uns. Darauf hat sich das BVL eingestellt und wird weiter

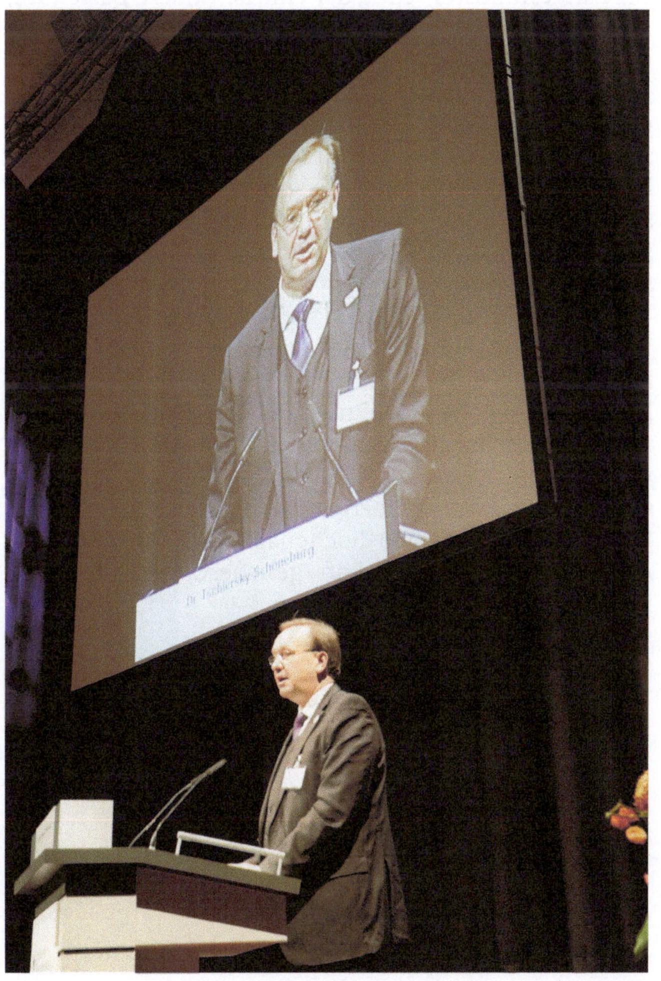

an der Entwicklung neuer Instrumente zur Beherrschung von Krisen arbeiten. Als Beispiel nenne ich die Task Force Lebensmittelsicherheit. Sie wird auch künftig bei der Aufklärung von lebensmittelinduzierten Massenerkrankungen zu einer positiven Wahrnehmung des Krisenmanagements der Bundesregierung beitragen.

Sie, Frau Bundesministerin, haben in Ihren Schreiben allen gedankt, die an der Aufklärung des Norovirus-Ausbruchs vor wenigen Wochen mitgewirkt haben. Ich freue mich deshalb, dass Sie aus Anlass unseres Jubiläums gleich zu uns sprechen werden.

Die enge und partnerschaftliche Zusammenarbeit mit den Bundesländern ist eine der Kernkompetenzen unseres Hauses, auf die ich immer großen Wert gelegt habe. Die Öffentlichkeit fragt nicht nach Zuständigkeiten, sie nimmt die Lebensmittelüberwachung stets als Ganzes wahr. Deshalb ist es so wichtig, dass Bund und Länder an einem Strick ziehen.

Niedersachsen ist unser Sitzland, und mit Niedersachsen verbinden wir gleich zwei positive Aspekte: zum einen eine gute Zusammenarbeit mit dem Landesministerium und dem LAVES, zum anderen ist es aber auch der Landesminister selbst, der eine besondere Beziehung zum BVL besitzt. Herr Minister Lindemann, ich freue mich auf Ihre Grußworte.

Dass das BVL seinen Sitz in Braunschweig hat, kommt nicht von ungefähr: Hier haben seit jeher die landwirtschaftlichen Forschungsinstitute des Bundes ihren Sitz, hier in der Region ist auch die größte Dichte an Wissenschafts- und Forschungseinrichtungen in Deutschland, von der wirtschaftlichen Bedeutung der Region ganz zu schweigen.

Ebenso wie die PTB hat das BVL seinen Dienstsitz in Braunschweig und eine große Dienststelle in Berlin. Hier in Braunschweig befindet sich unsere größte Fachabteilung, nämlich die Abteilung für Pflanzenschutzmittel, und wir freuen uns gemeinsam auf das Jahr 2013, wenn wir endlich unseren gemeinsamen Neubau auf dem Gelände des von-Thünen-Instituts beziehen können. Dort werden rund 180 hochqualifizierte Arbeits- und Ausbildungsplätze dauerhaft gesichert. Deshalb ist es

uns eine besondere Freude, wenn der Oberbürgermeister dieser Stadt, Herr Dr. Hoffmann, heute zu uns spricht! Willkommen, Herr Oberbürgermeister.

Experten des BVL wirken in der European Food Safety Agency und auf Kommissionsebene z. B. an der Festsetzung neuer Grenzwerte mit. Das Bundesamt ist in die europäischen Verfahren eingebunden, und selbstverständlich steht das Expertenwissen meines Hauses auch der EFSA zur Verfügung. Umgekehrt haben die Kollegen der EFSA unter Führung von Hubert de Luyker im BVL an der Aufklärung des EHEC-Ausbruches mitgewirkt. Dafür möchte ich mich hier noch einmal ausdrücklich bedanken und freue mich, dass die Direktorin der EFSA, Frau Catherine Geslain-Lanéelle, heute die Festrede halten wird. Catherine, ich bin gespannt auf Ihren Vortrag.

Meine Damen und Herren, was das BVL zu leisten vermag, leistet es durch seine Mitarbeiterinnen und Mitarbeiter. Mit hohem Engagement bewältigen sie ihre Aufgaben und lassen sich trotz vieler Schwierigkeiten nicht entmutigen. Die Mitarbeiterinnen und Mitarbeiter sind der größte Schatz des BVL, sie stehen im Mittelpunkt des Handelns. Gerne begrüße ich den Vorsitzenden des Hauptpersonalrats, Herrn Hotopp, und danke Ihnen, dass Sie unserer Einladung zu einem Grußwort gefolgt sind.

Zuletzt möchte ich allen Ehemaligen danken, denen, die heute hier sind, und denen, die nicht kommen konnten. Herausheben möchte ich Herrn Dr. Grugel, den „Gründungsvater" des BVL. Herr Grugel, ohne Ihren unermüdlichen Einsatz wäre das BVL heute nicht dort, wo es jetzt steht. Sie haben das Haus aus einer Keimzelle heraus, einer Gruppe von rund zwei Dutzend Kollegen in Bonn, aufgebaut und ihm Visionen gegeben. Ich möchte diese Gelegenheit nutzen, auch im Namen der Kolleginnen und Kollegen aus dem BVL, Ihnen für diese Arbeit herzlich zu danken!

Ich wünsche uns allen einen vergnüglichen Abend, feiern Sie mit uns 10 Jahre BVL!

Vielen Dank!

3.2 Grußwort von Ilse Aigner

**Bundesministerin für Ernährung,
Landwirtschaft und Verbraucherschutz
(BMELV)**

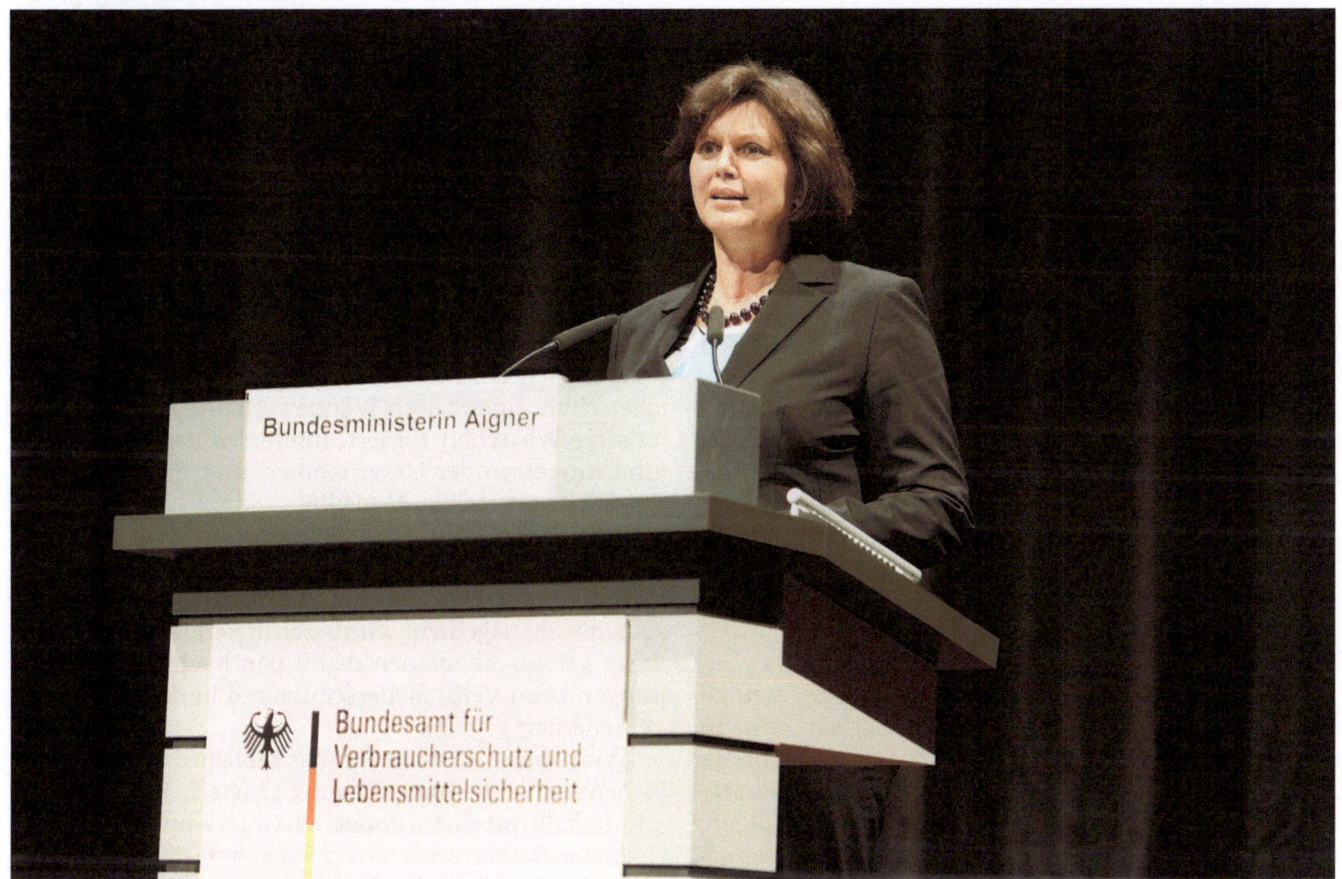

Sehr geehrter Herr Präsident Dr. Tschiersky-Schöneburg,
sehr geehrter Herr Kollege Lindemann,
sehr geehrter Herr Oberbürgermeister Dr. Hoffmann,
sehr geehrte Frau Geslain-Lanéelle,
meine Damen und Herren Festgäste,

fast immer, wenn das BVL in den Mittelpunkt der Öffentlichkeit rückt, ist es richtig ernst. Journalisten stellen bohrende Fragen. Und auch Verbraucherinnen und Verbraucher haben eine klare Erwartungshaltung: Sie wollen Antworten und Ergebnisse.

Kein Wunder – denn das BVL steht bei möglichen Gefährdungen von Verbraucherinnen und Verbrauchern im Rampenlicht:

So war es bei der Reaktorkatastrophe von Fukushima, die anfangs Befürchtungen im Hinblick auf den Import womöglich belasteter Lebensmittel ausgelöst hat. So war es bei der dramatischen EHEC-Epidemie, verbreitet über Bockshornkleesamen aus Ägypten, mit vielen Erkrankungen und auch Todesopfern über Wochen hinweg. Und so war es auch jüngst bei dem Noroviren-Ausbruch, ausgelöst durch Erdbeeren, der Tausende, vor allem Schüler, Lehrer und Eltern im Osten unseres Landes, betroffen hat.

Das sind ausgesprochen ernste Themen, die die ganze Republik beschäftigen. Es geht immer um die Sicherheit der Verbraucherinnen und Verbraucher. Es geht immer um den Schutz ihrer Gesundheit – und das BVL ist mittendrin.

Meine Damen und Herren, für die Lebensmittelsicherheit in unserem Land hat das BVL eine Schlüsselfunktion. Es ist aber nicht nur ein Stabilitätsanker in stürmischen Zeiten. Nein. Das BVL ist in allererster Linie der Vordenker, der Krisen über Prävention abwendet.

Eben nicht als Nothelfer, der sich mit lauter Sirene seinen Weg bahnt, sondern als vorausschauender Manager von Risiken. **Das BVL hilft.**

Das BVL ist ein echter Teamspieler. Denn es sammelt, filtert und bündelt Informationen und reicht sie weiter an die Verbraucherinnen und Verbraucher – immer mit der Maxime der Transparenz.

Wir wissen alle, dass die Wege zwischen Bund, Ländern und Gemeinden schon mal ziemlich lang werden können. Und wir wissen, dass gerade bei ernsten Lebensmittelkrisen jede Stunde zählt. Umso wichtiger ist in unserem Föderalismus, mit den verschiedenen Ebenen der Verantwortung, ein zentraler und effektiver Dienstleister wie das BVL. **Das BVL hilft.**

Nehmen wir das Beispiel lebensmittelwarnung.de: die Internetseite, die das BVL mit den Ländern gemeinsam betreibt. Drei Millionen Zugriffe innerhalb eines Jahres: Das ist eine Erfolgsgeschichte, die für sich spricht und die wir fortschreiben wollen. Länder und Bund werden das Portal bis zum Herbst 2013 ausbauen, so dass es Verbrauchern nicht nur vor Lebensmitteln mit gefährlichen Erregern oder gefährlichen Inhaltsstoffen warnt. Es wird künftig auch vor gesundheitsschädlichen Bedarfsgegenständen warnen: wie etwa Spielzeug, Kosmetika oder Reinigungsmittel. **Das BVL hilft.**

Und das BVL bringt sich auch im Rahmen der neu gegründeten „Task Force Lebensmittelsicherheit" ein – im Schulterschluss mit den Behörden des Bundes und der Länder. Was dort betrieben wird, ist detektivische Puzzlearbeit. Was dort geleistet wird, mit der Rückverfolgung von Warenströmen über Grenzen hinweg, das hat große Anerkennung verdient. Ich werde nicht müde, das in der Öffentlichkeit zu erklären.

So haben Sie, meine Damen und Herren vom BVL gemeinsam mit Ihren Kolleginnen und Kollegen, rasch und erfolgreich auch das jüngste Rätsel um die bekannten Erdbeeren gelöst. **Das BVL hilft.**

Meine Damen und Herren, meine verbraucherpolitische Philosophie steht für Schutz und Transparenz. Das BVL ist ein zentraler Träger dieser Philosophie. Das spiegelt sich auch im Aufgabenwandel des BVL wider. 2002 war die damalige Bundesanstalt noch ausschließlich für das Risikomanagement verantwortlich. Die Neugründung und Abgrenzung zum Bundesinstitut für Risikobewertung, das unabhängig Risiken bewertet und die Bundesregierung berät, war damals eine Konsequenz von BSE und anderen Krisen im gesundheitlichen Verbraucherschutz.

Im Folgenden hat das Aufgabenprofil weiter an Schärfe gewonnen. Manche Fachaufgaben wurden abgegeben, die Zulassung gentechnisch veränderter Organismen kam hinzu. Seit 2006 nimmt das BVL auch die Aufgaben des wirtschaftlichen Verbraucherschutzes wahr und hat sich hier gerade für mein Haus als feste Größe etabliert. Zumal sich das BVL nicht nur an die Nachfrageseite wendet. Es ist zugleich Dienstleister für die Anbieterseite. Es bringt Unternehmen auf den aktuellen Stand der Rechtslage und Rechtsentwicklung. Es ist Aufklärer und Ratgeber zugleich und erzielt Wirkung, indem es Nachfrager und Anbieter adressiert. Und auch das deckt sich mit meiner verbraucherpolitischen Philosophie.

Denn ich bin der Meinung, dass moderner Verbraucherschutz einen fairen Wettbewerb und das Wachstum unserer Wirtschaft fördert. Interessen der Verbraucher und Interessen der Unternehmen sind für mich damit zwei Seiten derselben Medaille.

Das BVL erledigt seine Aufträge in ausgezeichneter Qualität. Das beweist auch ihr Qualitätsmanagementsystem. Der TÜV Nord hat es Ihnen offiziell bestätigt: Ihr Qualitätsmanagement wurde zertifiziert und als Leuchtturm gelobt. Sie werden damit den höchsten Anforderungen beim Verbraucherschutz und in der Lebensmittelsicherheit gerecht.

Wir haben also nicht nur das Jubiläum zu feiern. Wir haben auch diese Auszeichnung zu feiern. Und ich komme deshalb mit einem doppelten Glückwunsch.

Meine Damen und Herren, ich habe viel über das Bundesamt gesprochen. Doch „Bundesamt für Verbraucherschutz und Lebensmittelsicherheit" – das ist nur der Name, der draußen am Klingelschild steht. Tatsächlich stehen hinter den drei Buchstaben BVL hunderte Mitarbeiterinnen und Mitarbeiter, die in Berlin und hier in Braunschweig engagiert ihre Arbeit machen. Ihnen gehört zum zehnjährigen Jubiläum mein Respekt und mein Dank.

Zehn Jahre BVL sind ein Grund zum Feiern – und ich bin gerne hergekommen, um meine besten Glückwünsche zu überbringen. Ich wünsche Ihnen für die Zukunft viel Erfolg. Denn mit Ihrer Hilfe sind Sicherheit und Transparenz weiter auf dem Vormarsch!

3.3 Grußwort von Gert Lindemann

**Niedersächsischer Minister für Ernährung,
Landwirtschaft, Verbraucherschutz und
Landesentwicklung**

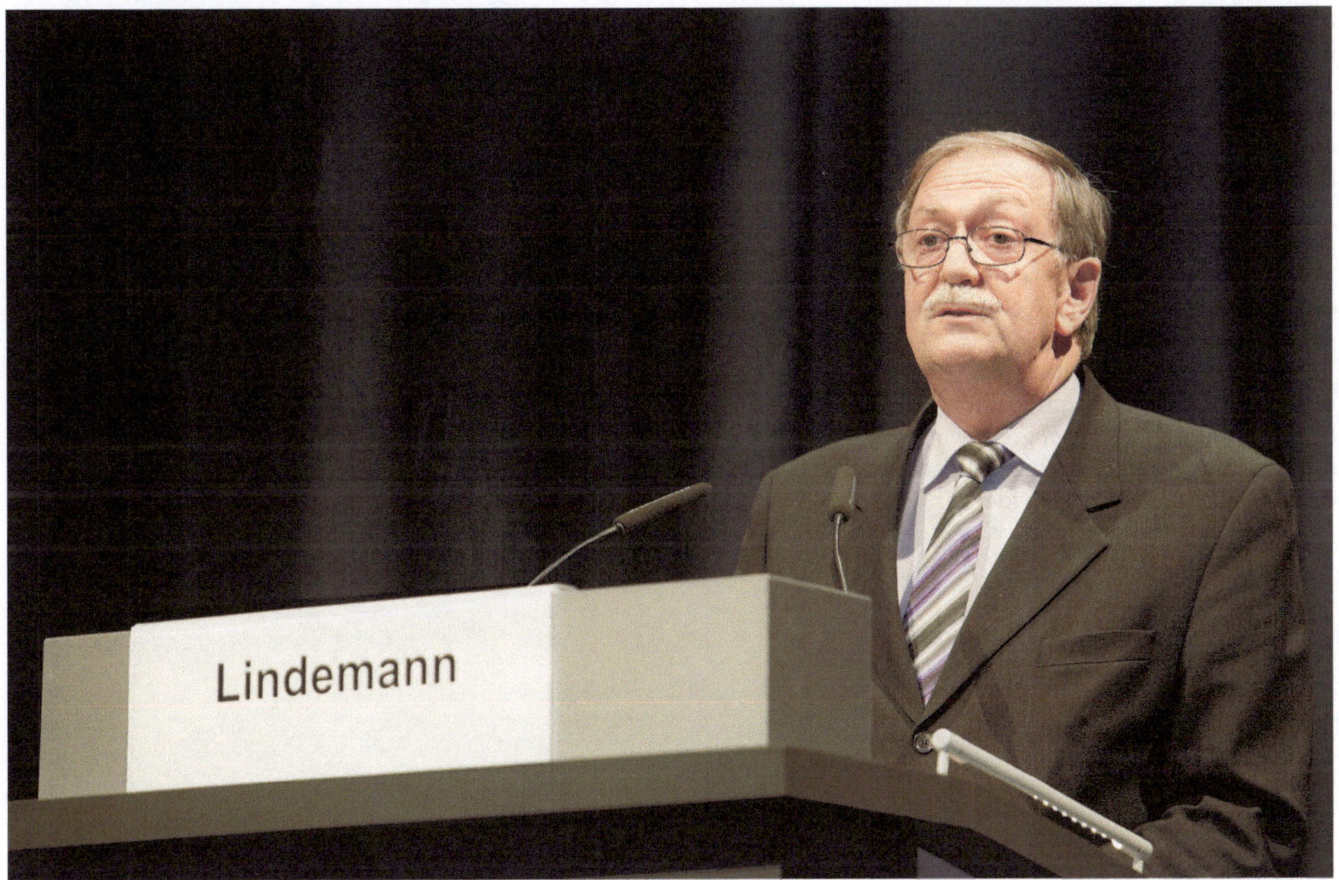

Sehr geehrte Frau Ministerin Aigner,
sehr geehrter Herr Präsident Dr. Tschiersky-Schöneburg,
sehr geehrter Herr Dr. Grugel, als Gründungspräsident dieses Bundesamtes,
sehr geehrte Frau Direktorin Geslain-Lanéelle, als Vertreterin der europäischen Institutionen,
sehr geehrter Herr Oberbürgermeister Dr. Hoffmann,

es ist mir eine außerordentliche Freude, an der Festveranstaltung zum zehnjährigen Jubiläum des Bundesamtes für Verbraucherschutz und Lebensmittelsicherheit teilnehmen zu können – dies nicht nur, weil ich so das zehnjährige Bestehen dieser Einrichtung würdigen kann, sondern auch, weil ein Teil dieser Bundesoberbehörde seinen Sitz in Niedersachsen hat.

Heute während des Symposiums wurden schon die unterschiedlichsten Sichtweisen auf die Entwicklung und die Perspektiven des Bundesamtes vorgetragen.

Wenn ich persönlich auf die letzten zehn Jahre zurückblicke, in denen mich Themen zur Lebensmittelsicherheit und zum Risikomanagement eigentlich ständig begleitet haben, bin ich positiv überrascht, wie schnell sich das BVL nach seiner Gründung mit den neu geschaffenen Aufgaben identifiziert und sich für uns zu einem hervorragenden Partner entwickelt hat.

Es vergeht praktisch kein Tag, an dem Niedersachsen nicht eine der vielfältigen Aufgaben des BVL in Anspruch nimmt. Für mein Ministerium und für mich ist das BVL ein unverzichtbares Bindeglied zwischen unserem Bundesland und dem Bund.

Als Koordinierungsstelle für die unterschiedlichsten Überwachungsbereiche, ob Lebensmittel, Futtermittel, Pflanzenschutzmittel, Bedarfsgegenstände oder andere, steht das BVL für Kompetenz und eine hervorragende Zusammenarbeit.

Basis für das Funktionieren dieser wissenschaftlichen Fachbehörde sind exzellente Mitarbeiter, die als Experten auf ihrem Gebiet die vielfältigsten Aufgaben wahrnehmen.

Keine Krise ist wie eine andere. Das BVL zeigt immer wieder die Anpassungsfähigkeit seiner etablierten Verfahren und kann heute auf neu auftretende Krisenfälle bestens reagieren.

Dabei wurde die gute Zusammenarbeit mit den Bundesländern immer wieder unter Beweis gestellt. Unter anderem beim EHEC-Vorfall im Jahr 2011, einem bis dahin in diesem Ausmaß einmaligen und schwerwiegenden Geschehen.

Durch die Gründung der beim BVL angesiedelten Task Force und der damit erreichten Einbeziehung und Koordination aller Beteiligten war es möglich, relativ schnell mit hoher Wahrscheinlichkeit die Ursache für den Krankheitsausbruch zu identifizieren.

Auch neue Aufgabenstellungen bearbeitet das BVL problemlos. So wurden die Pilotprojekte zur Überwachung des Internethandels und zur bundesweiten Datenbank erfolgreich durchgeführt. Das BVL ist eben eine Informationsdrehscheibe für die amtlichen Kontrollen.

Niedersachsen weiß auch die verlässliche Vorbereitung und Begleitung von Inspektionen der EU und von Drittstaaten in Deutschland durch das BVL sehr zu schätzen.

Darüber hinaus könnte ich viele weitere nationale und europäische Themen aufzählen, bei denen das BVL unser unverzichtbarer Ansprech- und Kooperationspartner geworden ist.

Aber an dieser Stelle möchte ich Ihnen zum erfolgreichen Jubiläum gratulieren und für die Zusammenarbeit der letzten zehn Jahre danken.

Ich wünsche Ihnen für die kommenden Jahre weiterhin viel Erfolg. Und ich erhoffe mir, dass das BVL auch in Zukunft für manchmal kritische, aber immer konstruktive Diskussionen und Gespräche bereit steht und wir unsere vertrauensvolle Zusammenarbeit weiter ausbauen werden.

Herzlichen Dank.

3.4   Grußwort von Dr. Gert Hoffmann

Oberbürgermeister der Stadt Braunschweig

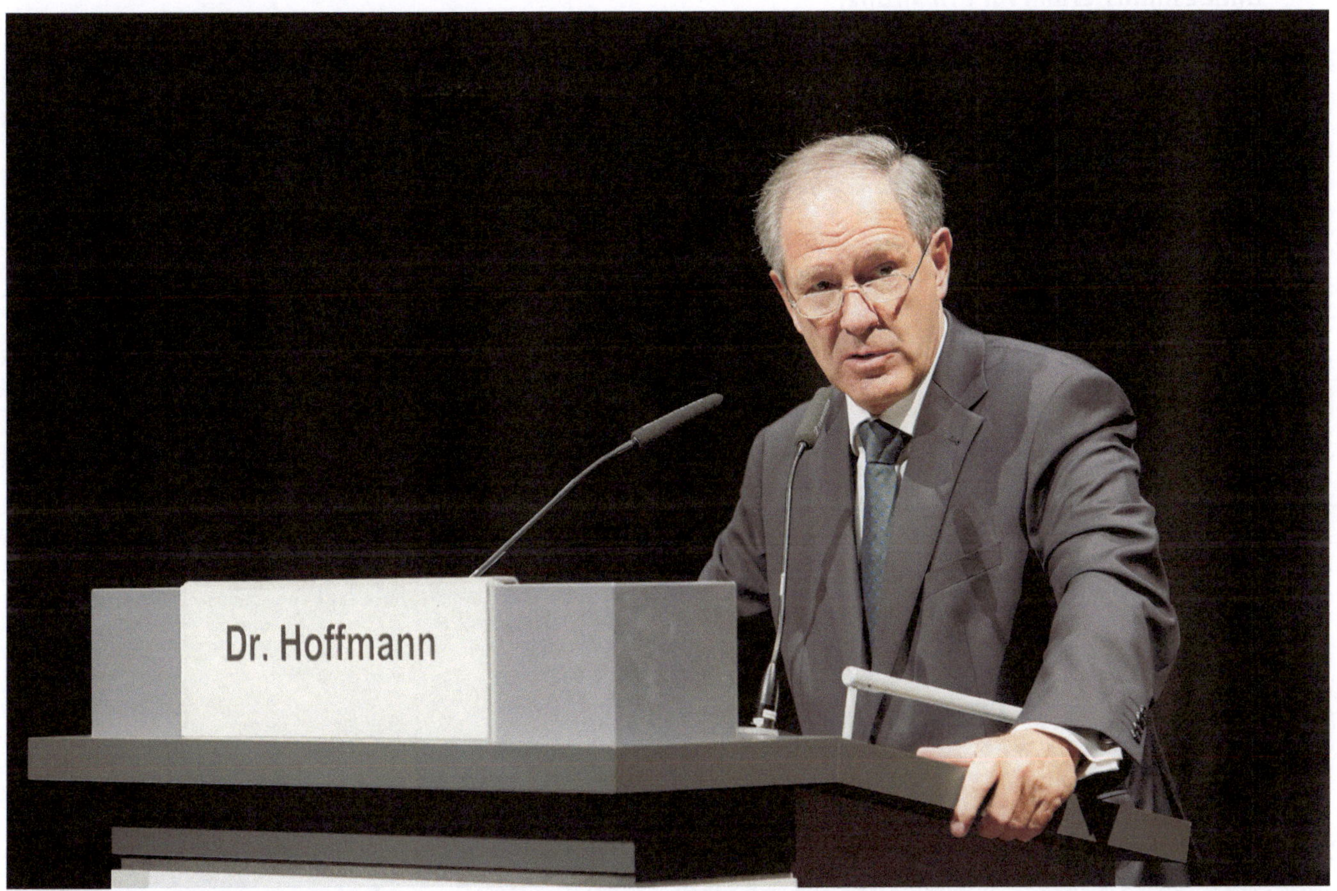

Herr Oberbürgermeister Dr. Hoffmann hielt seine Rede
frei, so dass ein Abdruck nicht möglich ist.

3.5 Grußwort von Michael Hotopp

**Vorsitzender des Hauptpersonalrates beim
Bundesministerium für Ernährung,
Landwirtschaft und Verbraucherschutz
(BMELV)**

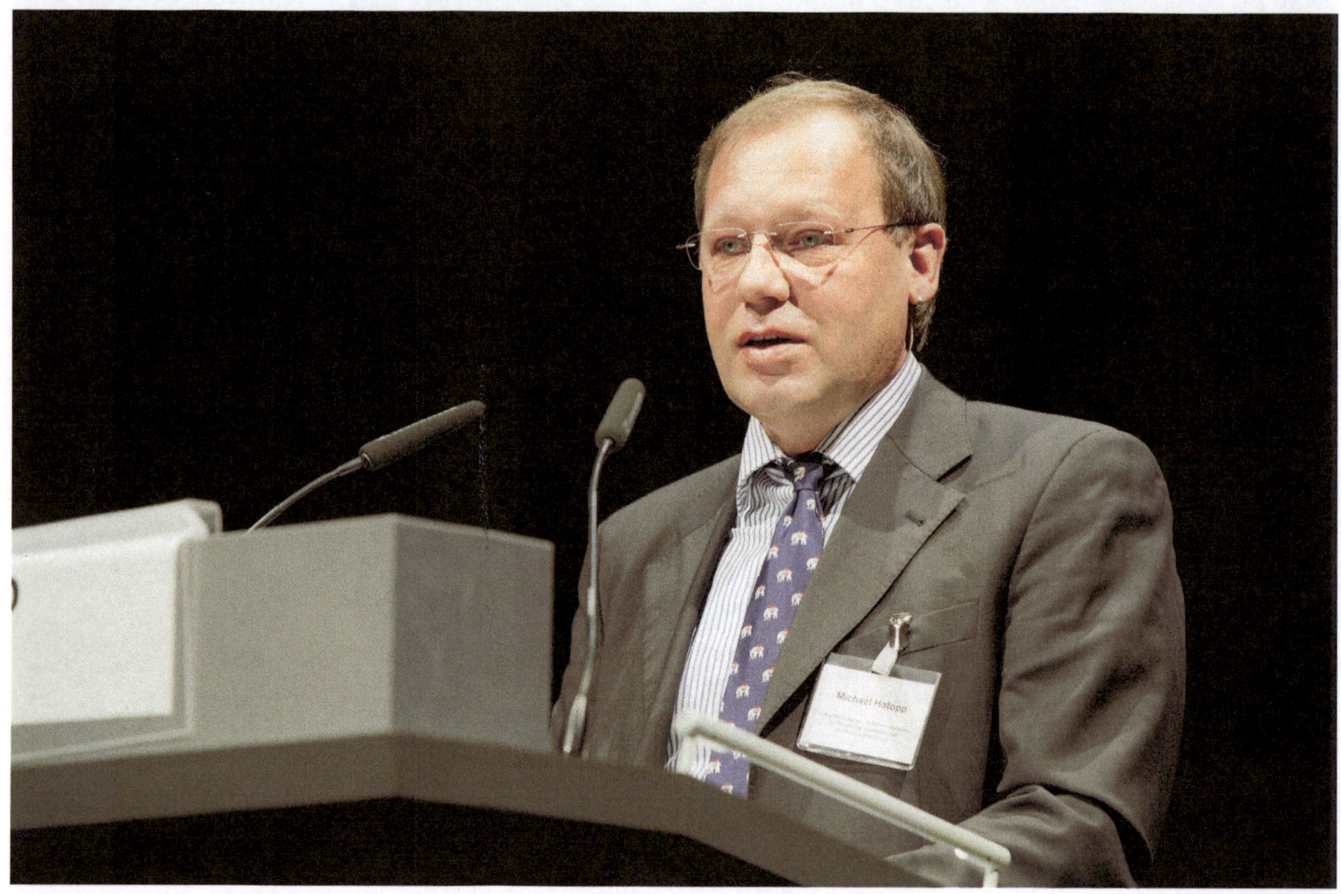

Sehr geehrte Frau Bundesministerin Aigner,
sehr geehrter Herr Präsident Tschiersky-Schöneburg,
sehr geehrte Damen und Herren, liebe Gäste,

ich grüße Sie und bedanke mich herzlich für die Einladung zum zehnjährigen Jubiläum des Bundesamtes für Verbraucherschutz und Lebensmittelsicherheit – für uns als Hauptpersonalrat kurz: BVL. Es freut mich sehr, heute die große Schar der Gratulanten vergrößern zu dürfen.

Sie, verehrte Gäste, werden sich fragen: warum ein Grußwort des Hauptpersonalrates beim Bundesministerium für Ernährung, Landwirtschaft und Verbraucherschutz?

Ein kurzer Rückblick: Im Zuge einiger Lebensmittelkrisen Ende der 1990er Jahre ist man zu dem Schluss gekommen, den gesundheitlichen Verbraucherschutz neu zu organisieren und die Transparenz staatlichen Handels zu verbessern.

Mit dem BVL-Gesetz sowie den dazugehörigen unterschiedlichen Fachgesetzen wurden die Grundlagen für die Aufgaben dieser neuen Behörde geschaffen.

Der Hauptpersonalrat war zu jeder Zeit in die Arbeitsgruppen zur Reorganisation des gesundheitlichen Verbraucherschutzes integriert und hat das gesamte Verfahren bis zur Gründung des BVL begleitet.

Begonnen hat alles im Mai 2002 als Provisorium noch als Bundesanstalt für Verbraucherschutz und Lebensmittelsicherheit mit dem Dienstsitz in Bonn. Für das Bundesamt wurden von der damaligen Bundesministerin Künast Braunschweig als Hauptsitz und Berlin als weiterer Sitz bestimmt.

Der Standort in Bonn wurde nach einer Übergangszeit von fünf Jahren im Jahre 2007 geschlossen. Hier hieß es für die Personalvertretungen gemeinsam mit dem Bundesministerium sowie dem Bundesamt sozialverträgliche Lösungen zu finden, da nicht alle Beschäftigten in der Lage waren, an die Standorte Braunschweig oder Berlin zu folgen.

Gemeinsam war es uns möglich, Mitarbeiter, die nicht umziehen wollten oder konnten, in anderen Bonner Bundesbehörden mit neuen Aufgaben unterzubringen.

Nicht zuletzt war auch der Hauptpersonalrat, als Stufenvertretung im Geschäftsbereich des Bundesministeriums für Ernährung, Landwirtschaft und Verbraucherschutz, der erste zuständige Personalrat für das BVL und hat als solcher auch die direkten Belange und Interessen der Beschäftigten vertreten und die Wahlen zu einer eigenen Personalvertretung eingeleitet. Im Laufe der vergangenen zehn Jahre haben wir die Entwicklung des BVL permanent begleitet.

Niemand hätte sich jedoch im Jahre 2002 vorstellen können, dass das Amt bis zum heutigen Tage mit einer solchen Fülle an Aufgaben betraut werden würde. Stellvertretend seien genannt: Lebensmittelsicherheit, Sicherheit im Bereich der Futtermittel, Pflanzenschutzmittel- und Tierarzneimittelzulassung, wirtschaftlicher Verbraucherschutz und der Bereich der Gentechnik.

Doch die „Krisen" der letzten Jahre haben gezeigt, dass die Entscheidungen die Richtigen waren.

Bei einem solchen Jubiläum ist trotz allem für den Herrn Präsidenten und seine Beschäftigten noch ein Wermutstropfen geblieben – ein „eigenes Zuhause" ist ihnen noch nicht gegeben. Doch ist ein erster Sonnenstrahl am Horizont erkennbar. Sie werden nun im Sommer 2013 – zumindest am Hauptstandort in Braunschweig – ihr „eigenes Dienstgebäude" beziehen können.

Derzeit gibt es für Ihren Standort in Berlin noch ein paar Unwägbarkeiten, die geebnet werden müssen. Doch als Vorsitzender des Hauptpersonalrates versichere ich Ihnen, der Hauptpersonalrat wird Sie weiterhin unterstützen, damit es auch für die Berliner Kolleginnen und Kollegen alsbald eine gemeinsame, ich nenne es mal „Heimat", geben wird.

Erfolgsgeschichte für den Verbraucherschutz

Diese zehn Jahre BVL, das möchte ich abschließend noch einmal zum Ausdruck bringen, sind eine Erfolgsgeschichte für den Verbraucherschutz.

Grund genug, dies heute festlich zu begehen. In diesem Sinne – Ihnen Herr Präsident und allen Ihren Mitarbeiterinnen und Mitarbeitern nochmals herzlichen Glückwunsch, weiterhin viel Erfolg und gutes Gelingen für die nächsten fünfzehn, vierzig und viele folgende Jahre!

Ich danke Ihnen.

3.6 Festrede von Catherine Geslain-Lanéelle

**Executive Director of the European Food
Safety Authority (EFSA)**

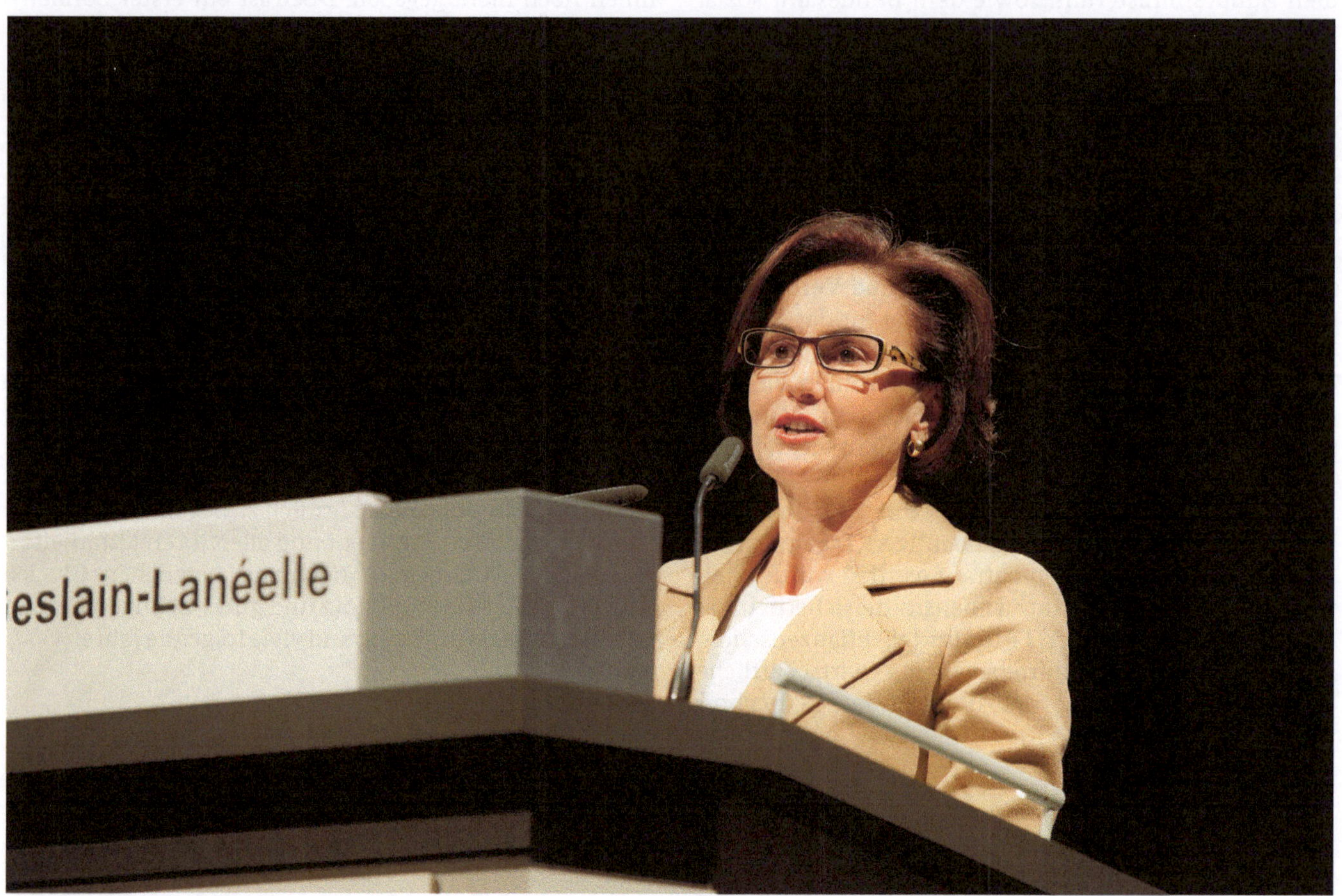

Minister, Herr Präsident, dear Helmut, Ladies and gentlemen,

it is a great pleasure and honour to address you on this very auspicious occasion. It marks ten years of significant achievements by the Bundesamt für Verbraucherschutz und Lebensmittelsicherheit (BVL) whose birthday coincides with a few others: the BfR, the General Food Law and of course EFSA. My intervention has been preceded by some wonderful music but of course the most beautiful music to my ears lies in the title of your conference: protecting consumers from farm to fork! Although EFSA and the BVL wear two different hats so to speak – that of risk assessor and risk manager respectively – we share many common goals, not least that of protecting public health.

Science is at the very heart of our organisations and in our different ways we are both consumers of science. Anyone who comes to Parma looking for EFSA's labora-

tories will be disappointed. EFSA is not a research organisation, yet we rely on the fruits of scientific research – validated scientific data and information – to inform our risk assessments. Similarly, the BVL – as a risk manager in the field of food safety – is dependent on reliable scientific evidence to underpin its decision making.

Of course, while EFSA has the relatively straight forward task of scientifically assessing risk (not that there is anything straight forward about it!), the job of the risk manager is not quite so simple. You have other factors of a societal, economic or ethical nature to take into consideration. While the founding legislation of both our organisations separates the functions of risk assessment and risk management, they also recognise that there must be dialogue between both parties if the system is to be effective. While they perform different roles, it is essential that they talk to each other to ensure for example that the framing of questions is fully understood and that scientific advice is timely and fit for purpose.

There are many ties that bind our work, not least the sharing of expertise. EFSA relies heavily on the availability of scientific expertise from the national food safety agencies without which we simply could not operate. I would like to thank Helmut and his staff at the BVL who, like the BfR and other Federal research institutes, share their expertise with EFSA – and through us, with the rest of Europe – for the public good. Your experts can be found on our Panels and working groups and we benefit greatly from them. I would like to say a big "Vielen Dank" to all of the German experts who contribute to EFSA's work; your contribution is greatly valued. Of course, the German contribution goes far beyond our scientific bodies and we have benefited greatly from, among others, the participation of Matthias Horst on our Management Board in recent years. Again, many thanks to you Matthias for helping to guide the organisation in its formative years.

Our common origins reflect the discord that existed during the dark years of the BSE and other similar crises which may now seem a dim and distant memory to many, except for those of us working in food safety at that time. For us, we shall not forget the deep concerns of our citizens or the state of near collapse in the European beef trade.

I was Director General for Food with the French Agriculture Ministry during the turbulent years of the BSE crisis and I experienced at first hand the damage that was being done to the reputation of European food and to relations between Member States. So I am sure I speak for all of us when I say, that it is a great source of pride for Europe to see how far we have moved on. The enactment of the General Food Law, which of course also established EFSA, was indeed a pivotal moment in the history of European food safety and, since then, Europe has successfully implemented the *Codex Alimentarius* recommendation to give full consideration to scientific risk assessments before decisions are reached.

The deliberate decision by European legislators to separate science from politics and to elevate the role of science in the decision-making process, mirrors events here in Germany with the establishment of the BVL and BfR. With the wisdom of hindsight, the approach of the legislators might seem obvious but in 2002 it was a very courageous step. We can see in many of the debates that exist today that the scientific underpinning of the decision-making process is still questioned by some who, for whatever reason, have difficulty accepting the outcomes of the trusted, independent scientific process which is fundamental to the protection of public health.

One of the many positive outcomes of the General Food Law is that Europe has invested significantly in risk assessment and we are now reaping the rewards. Allow me to cite just a few examples: in particular the number of BSE cases in Europe – one of the key drivers for EFSA's establishment – has dropped from more than 2000 in 2002 to just 28 in 2011. The coordinated, evidence-based approach to curtailing BSE has proven successful both in terms of reducing the prevalence of the disease as well as in restoring consumer confidence. In contrast to the public anxiety over Creutzfeldt-Jakob disease in the late 90s, a 2010 survey showed that only 2 % of EU consumers considered BSE to be a risk. Of course, Europe cannot be complacent and EFSA will continue to support the Commission's TSE Roadmap with scientific advice to ensure that there is no reemergence. We are also making significant progress on a number of zoonotic diseases which remain a significant threat to European public health. For example the ongoing reduction in human *Salmonella* cases, which have been halved in the EU in the period 2004 to 2009, shows what coordinated control programmes can achieve.

The General Food Law has revolutionised the sharing of data across Europe. Reliable data underpin our risk assessments and are critical in performing exposure assessments. Thanks to the willingness of Member States to share information from their national control systems, EFSA is able to monitor a wide range of contaminants including for example veterinary drug residues, dioxins, antimicrobial resistance and pesticide residues. The monitoring and analysis of these data is an important tool in protecting European public health in an area which we know is of concern to our citizens.

In the decade since EFSA was established, Europe has experienced a number of emergency situations but, working together, we have been able to contain them and limit their impact. In the interconnected world in which we live, a crisis in one Member State can overnight become a priority for all. Together, we have developed our crisis preparedness procedures and we test them annually with Member States and the European institutions to ensure they are fit for purpose. Moreover, we put them into practice in real-life situations on a number of occasions every year. Such was the case here in Germany last year with the *E. coli* (EHEC) outbreak which had such tragic consequences. It was resolved thanks to the cooperation between the European key players (EFSA, ECDC and SANCO), the twelve relevant Member States and the German partners and in particular BVL.

The crisis illustrated once again that the European food market is so highly integrated that EU-level coordination is essential. It also emphasised the importance of the pan-European scientific networks which EFSA has built and coordinated over the past decade.

Crises also emphasise the importance of effective communication, a joint responsibility of risk assessors and risk managers and the second pillar of EFSA's mandate. When one considers the diversity of the European population and the different regional perceptions of risk, EU-level risk communication is not easy. As the complexity of risk assessment increases, we are challenged to communicate the uncertainties and limitations of our risk assessments and to contextualise risk. To do so, we rely on close collaboration with the national agencies and I would like to thank the communication staff at the BVL for their valued cooperation.

While collectively Europe can take pride in its achievements, we know there are challenges ahead. Many factors are influencing our work: scientific advances, new technologies, new legislation and others more global in nature such as the ongoing liberalisation of trade, concerns over the sustainability of food production, socio-demographic shifts and climate change. To that list we can add the global obesity epidemic which shows little sign of abating. Faced with the prospect of an upsurge in health care costs related to chronic diseases such as diabetes and heart disease, Europe is challenged to adopt effective nutrition policies. It is vital that those policies are based on accurate information on what our citizens are eating and the composition of their food. The food consumption databases we compile with the support of Member States are doing just that and we are confident that our collective efforts will assist policy makers in tackling this seemingly intractable issue.

Unsurprisingly, our risk assessment work is growing in complexity; our portfolio has evolved since 2002 to include more risk-benefit and environmental assessments and evaluations of efficacy such as our work on health claims. As we are finding for example with the low-dose effect hypothesis, complex risk assessments take time and can cause frustration among the public who understandably seek quick responses from those in authority.

EFSA must also continue to develop its role in the post-authorisation evaluation of regulated products: it is not good enough to put a product on the market and forget about it. As we are doing with GMOs, we will continue to monitor the safety of products on the market and ensure that industry provides us with data that are fit for purpose to perform effective risk assessments.

With the current economic context, our operating environment is tough and public trust in science can at times be delicate. With science moved centre-stage in the decision making process, the level of public scrutiny on EFSA's science and those who deliver it has increased. Just as risk managers need to communicate the factors – scientific and non-scientific – taken into account in their decisions, we too are challenged to increase the transparency of our risk assessments work and we have taken a raft of initiatives to do so.

But while there are challenges ahead, we have grounds for optimism. We know that the investment in scientific risk assessment will stand us in good stead over the coming decade and that many scientific advances hold great promise. The newer toxicological methods, for example, will provide quicker and more accurate data and reduce the need for animal testing. Furthermore, the structures for cooperation across the EU and globally are more advanced and we can all benefit from available knowledge.

We can also take encouragement from the fact that governance systems in the food sector, unlike others, are relatively well developed in relation to, for example, harmonised standards, arbitration procedure and political oversight.

Ich möchte enden, indem ich dem BVL für seine geschätzte Zusammenarbeit danke. Ich wünsche Ihnen einen schönen Geburtstag und viel Erfolg für die nächsten zehn Jahre.

(I would like to finish by thanking the BVL for its valued cooperation. I wish you a very Happy Birthday and every success for the next ten years.)

4.1 Vom Acker bis zum Teller – 10 Jahre Bundesamt für Verbraucherschutz und Lebensmittelsicherheit im Dienste des Verbraucherschutzes

Nina Banspach, Pressesprecherin BVL[1]

Von Wedel-Gutachten

Die Wurzeln des gesundheitlichen Verbraucherschutzes in Deutschland reichen bis in die Kaiserzeit zurück. 1876 wurde mit dem Kaiserlichen Gesundheitsamt die erste zentral organisierte Gesundheitsbehörde gegründet. Auch die Nachfolgebehörden Reichsgesundheitsamt, Bundesgesundheitsamt und Bundesinstitut für gesundheitlichen Verbraucherschutz und Veterinärmedizin (BGVV) übernahmen wichtige Aufgaben im Bereich des gesundheitlichen Verbraucherschutzes. Doch erst im Bundesamt für Verbraucherschutz und Lebensmittelsicherheit wurden alle Managementaufgaben entlang der Erzeugerkette vom Acker bis zum Teller unter einem Dach gebündelt.

Zahlreiche Lebensmittelskandale in den 1990er Jahren und vor allem das Auftreten von BSE in Deutschland bewirkten, dass der gesundheitliche Verbraucherschutz neu geregelt wurde. Bisher waren Aufgaben der Risikobewertung und des Risikomanagements auf verschiedene Behörden verteilt – ohne dass es jedoch zu einer deutlichen Abgrenzung der Bewertung von Risiken und den Managementaufgaben kam. Dies war einer der wichtigsten Kritikpunkte des sogenannten von Wedel-Gutachtens.[2]

Die rot-grüne Bundesregierung hatte im Jahr 2000 die Präsidentin des Bundesrechnungshofs, Hedda von Wedel, mit einem Gutachten zum gesundheitlichen Verbraucherschutz beauftragt. In ihrem Gutachten machte von Wedel verschiedene Verbesserungsvorschläge:

- Die verschiedenen Managementaufgaben im Bereich der Lebensmittelsicherheit sollen unter dem Gesichtspunkt des Verbraucherschutzes gebündelt werden.
- Zulassungsaufgaben sollen zweckmäßig in einer Behörde zusammengefasst werden.
- Die Risikobewertung soll vom Risikomanagement getrennt werden.
- Die Bewertung gesundheitlicher Risiken soll unabhängig erfolgen.

Die Bundesregierung kam diesen Vorschlägen nach, in dem 2002 mittels eines Erlasses durch Bundesministerin Renate Künast die Bundesanstalt für Verbraucherschutz und Lebensmittelsicherheit (für das Risikomanagement) eingerichtet wird. Die Risikobewertung wurde Aufgabe des etwas später gegründeten Bundesinstituts für Risikobewertung. Die Kontrolle der Lebensmittelsicherheit blieb, wie grundgesetzlich geregelt, in der Hoheit der Bundesländer.

Zum Leiter der neuen Bundesanstalt für Verbraucherschutz und Lebensmittelsicherheit wurde Dr. Christian Grugel benannt, der vorher Referatsleiter für gesundheitsbezogenen Verbraucherschutz im niedersächsischen Landwirtschaftsministerium war. Im Mai 2002 nahmen die ersten 25 Mitarbeiterinnen und Mitarbeiter des Aufbaustabes ihre Arbeit auf. Die Arbeitsbedingungen waren in der ersten Zeit provisorisch. Außer dem Leiter der Behörde und seinem Vorzimmer teilten sich alle anderen Mitarbeiter ein Großraumbüro mit vier Computern und einem Telefon.

---

[1] Erstmals veröffentlicht im Journal für Verbraucherschutz und Lebensmittelsicherheit Dezember 2012, Volume 7, Issue 4, pp 305-311 (DOI 10.1007/s00003-012-0792-x), nachgedruckt mit freundlicher Genehmigung von Springer Science + Business Media B.V

[2] Organisation des gesundheitlichen Verbraucherschutzes (Schwerpunkt Lebensmittel): Empfehlungen der Präsidentin des Bundesrechnungshofes als Bundesbeauftragte für Wirtschaftlichkeit in der Verwaltung / hrsg. von der Präsidentin des Bundesrechnungshofes. Stuttgart; Berlin; Köln: Kohlhammer, 2001 (Schriftenreihe der Bundesbeauftragten für Wirtschaftlichkeit in der Verwaltung; Bd. 8).

Die Organisation einer neuen Behörde

Trotz dieser beengten Verhältnisse wurden sofort wichtige Aufgaben übernommen. So wurde die Bundesanstalt mit Gründung auch sofort nationale Kontaktstelle für das europäische Schnellwarnsystem für Lebens- und Futtermittel (RASFF). Und als im Frühsommer 2002 mit Nitrofen belastetes Futtergetreide für große Unruhe sorgte, beantwortete der Aufbaustab die Anrufe der vielen verunsicherten Verbraucher. Des Weiteren entwickelten die ersten Mitarbeiterinnen und Mitarbeiter zusammen mit dem Ministerium, den Bundesländern und der Industrie das Acrylamid-Minimierungskonzept. Dadurch sollte es in den folgenden Jahren gelingen, die Gehalte des potenziell krebserregenden Stoffes Acrylamid in verschiedenen Lebensmitteln deutlich zu senken.

Die Hauptarbeit des Aufbaustabes lag jedoch in der Organisation der neuen Behörde, die in einem ersten Schritt aus drei Abteilungen und Aufgaben aus den Bereichen der Lebensmittelsicherheit und der Zulassung von Pflanzenschutzmitteln und Tierarzneimitteln bestehen sollte.

Das BVL-Gesetz

Ihren grundlegenden rechtlichen Rahmen bekam die neue Behörde im August 2002 mit dem Gesetz zur Neuorganisation des gesundheitlichen Verbraucherschutzes und der Lebensmittelsicherheit, welches das Gesetz über die Errichtung eines Bundesinstitutes für Risikobewertung (BfR-Gesetz) und das Gesetz über die Errichtung eines Bundesamtes für Verbraucherschutz und Lebensmittelsicherheit (BVL-Gesetz) umfasste.[3] Während gewisse Aufgaben der Lebensmittelsicherheit vom Bundesinstitut für gesundheitlichen Verbraucherschutz und Veterinärmedizin (BgVV) übernommen wurden, kam die Abteilung Pflanzenschutzmittel aus der Biologischen Bundesanstalt für Land- und Forstwirtschaft. Von der Bundesanstalt für Landwirtschaft und Ernährung wechselten die Aufgaben im Bereich der Futtermittel ins BVL. Durch den Wechsel von Aufgaben des BgVV zum BVL kam es auch zu der im von Wedel-Gutachten geforderten Verschiebung von Kompetenzen aus dem Bereich des Gesundheits- in das Verbraucherressort. Die Aufgaben der Risikobewertung gingen vom BgVV in das ebenfalls zum Geschäftsbereich des Bundesverbraucherministeriums gehörende Bundesinstitut für Risikobewertung über. Das BgVV wurde danach aufgelöst.

Mit dem 01. November 2002 wurde somit aus der Bundesanstalt für Verbraucherschutz und Lebensmittelsicherheit das Bundesamt für Verbraucherschutz und Lebensmittelsicherheit (BVL), zu dessen ersten Präsidenten Dr. Christian Grugel ernannt wurde. Neben dem Aufbau-

stab in Bonn arbeiteten Mitarbeiterinnen und Mitarbeiter an Standorten in Berlin und Braunschweig. Die Löwenstadt in Niedersachsen wurde als neuer Hauptsitz des BVL ausgewählt.

Mit der Zuständigkeit für die Zulassung von Pflanzenschutzmitteln und Tierarzneimitteln sowie verschiedenen Aufgaben im Bereich der Lebensmittel, Futtermittel und Bedarfsgegenstände konnte das neu gegründete BVL in allen Bereichen der Erzeugerkette Aufgaben wahrnehmen und zusammen mit den Bundesländern für die Lebensmittelsicherheit sorgen. Die Zusammenarbeit mit den Bundesländern wurde im BVL stets ebenso großgeschrieben wie die Kooperation mit den europäischen Behörden. So wurde 2003 der gemeinsame Ausschuss Überwachung des BVL und der Bundesländer ins Leben gerufen, in dem die Lebensmittelüberwachung in Deutschland in verschiedenen Programmen koordiniert wird. Die 2002 ebenfalls neu gegründete Europäische Behörde für Lebensmittelsicherheit EFSA hat das BVL von Anfang an sowohl durch die Mitarbeit in Ausschüssen und Expertengremien als auch durch die Abordnung von Mitarbeiterinnen und Mitarbeitern unterstützt.

Der Aufgabenkanon wächst

Ein Bereich der landwirtschaftlichen Erzeugerkette, der einen immer größer werdenden Einfluss auch auf die Lebensmittelsicherheit ausübt, war noch im Geschäftsbereich des Gesundheitsministeriums geblieben: die Zulassung gentechnisch veränderter Organismen (GVO). Dies änderte sich, als 2004 die Zuständigkeit für den Bereich der Gentechnik vom Robert-Koch-Institut ins BVL wechselte. Schnell wurde aus der Referatsgruppe eine eigene Abteilung, deren Aufgaben im gleichen Jahr durch die neuen, europaweit geltenden Verordnungen (EG) Nr. 1829/2003 über gentechnisch veränderte Lebensmittel und Futtermittel[4] und (EG) Nr. 1830/2003 über die Rückverfolgbarkeit und Kennzeichnung von gentechnisch veränderten Lebensmitteln und über die Rückverfolgbarkeit von aus genetisch veränderten Organismen hergestellten Lebensmitteln und Futtermitteln[5] beeinflusst wurden. So ist das BVL seitdem für die Genehmigung von Freisetzungen von GVO sowie für die Zulassung von Anbau und Import von GVO innerhalb der europäischen Verfahren zuständig. Außerdem ist beim BVL die Geschäftsstelle der Zentralen Kommission für die biologische Sicherheit (ZKBS) angesiedelt.

Schon seit seiner Gründung verfügt das BVL über eigene Labore, die beispielsweise für das Antibiotika-Resistenzmontoring zuständig sind. Nach dem Nationa-

---

[3] BGBl. Teil I 2002 Nr. 57, S. 3084 ff.

[4] ABl. EU 2003 Nr. L 268, S. 1 ff.

[5] ABl. EU 2003 Nr. L 268, S. 24 ff.

len Referenzlabor für Tierarzneimittelrückstände wurden 2006 auch Referenzlaboratorien für Pflanzenschutzmittelrückstände, Schwermetalle und polyzyklische aromatische Kohlenwasserstoffe (PAK) beim BVL angesiedelt. Im März 2007 kam noch das Referenzlabor für gentechnisch veränderte Organismen hinzu. Um Kapazitäten und Kompetenzen zu bündeln, wurden die Labore des BVL 2006 in einer eigenen Referatsgruppe Untersuchungen zusammengefasst.

Außerdem kam im selben Jahr ein völlig neues Aufgabenfeld hinzu. Neben dem gesundheitlichen Verbraucherschutz kümmert sich das BVL seitdem auch um Aufgaben im Bereich des wirtschaftlichen Verbraucherschutzes. Im Dezember 2006 wurde eine Nationale Kontaktstelle eingerichtet, die in einer Doppelfunktion grenzüberschreitend für die Durchsetzung kollektiver Verbraucherrechte sorgt. Werden die Interessen der Verbraucher anderer Mitgliedstaaten verletzt und bitten die zuständigen Behörden dieser Länder das BVL um Amtshilfe, so verfügt das BVL über Ermittlungs- und Durchsetzungsbefugnisse und kann beispielsweise alle erforderlichen Auskünfte von Verkäufern oder Dienstleistern verlangen, Geschäftsräume betreten oder unlautere Geschäftspraktiken untersagen. Erhält das BVL Kenntnis von Verstößen aus anderen Mitgliedstaaten, die Kollektivinteressen deutscher Verbraucher schädigen oder schädigen können, so ersucht es die Schwesterbehörden der betroffenen Mitgliedstaaten um die Durchsetzung der verletzten Verbraucherrechte.

Die wachsenden Aufgaben des BVL führten auch zu einem steigenden Interesse der Öffentlichkeit an der neuen Behörde, weshalb schon 2004 eine eigene Pressearbeit implementiert wurde, die mit einem professionellen Internetauftritt und regelmäßigen Presseinformationen für die nötige Transparenz sorgte.

Auch in den vergleichsweise „alt eingesessenen" Abteilungen des BVL standen in den Anfangsjahren große Aufgaben an. 2005 wurde die Nachzulassung von Alttierarzneimitteln abgeschlossen, von der Deutschland als größter Markt für Alttierarzneimittel am stärksten betroffen war. 2006 wurde die Zulassung von Pflanzenschutzmitteln auf ein komplett elektronisches Verfahren umgestellt.

Führungswechsel

Zu einem Führungswechsel im BVL kam es 2008. Schon Ende 2007 war Dr. Christian Grugel ins Bundesministerium für Ernährung, Landwirtschaft und Verbraucherschutz (BMELV) abgeordnet worden, wo er die Abteilung für Verbraucherschutz übernahm. Neuer Leiter und Präsident des BVL wurde Dr. Helmut Tschiersky-Schöneburg, der vorher das Institut für Lebensmittel, Arzneimittel und Tierseuchen des Landes Berlin (ILAT) ge-

leitet hatte (Abb. 1). Auch der neue Präsident blieb dem Credo des BVL „Risikomanagement vom Acker bis zum Teller" verpflichtet. Mit Blick auf die Veränderungen einer globalisierten Welt wandte sich das BVL aber auch neuen Schwerpunkten zu.

Das BVL war schon immer international vernetzt. So sitzen Mitarbeiterinnen und Mitarbeiter seit Gründung des BVL in Gremien wie der Codex Alimentarius-Kommission oder verschiedenen Arbeitsgruppen der Europäischen Agentur für die Arzneimittelzulassung (EMA) oder der Organisation für die wirtschaftliche Zusammenarbeit und Entwicklung in Europa (OECD). Ebenso organisiert das BVL von Anfang an als nationale Kontaktstelle die Inspektionsbesuche des Food and Veterinary Office (FVO) sowie von Drittstaaten in Deutschland.

Verbraucherschutz in globalen Zusammenhängen

In einer Zeit, in der immer mehr Lebensmittel in den verschiedensten Ländern der Welt produziert und international gehandelt werden, wird es immer wichtiger auch die Lebensmittelüberwachung vor Ort zu unterstützten. So hilft das BVL Drittstaaten auf verschiedene Art und Weise beim Aufbau moderner Strukturen: Mitarbeiterinnen und Mitarbeiter beraten als Experten vor Ort (z. B. Tunesien) und Delegationen aus Anrainer- und Drittstaaten besuchen regelmäßig das BVL. Außerdem bestehen Vereinbarungen mit Behörden aus China und Marokko, wobei die marokkanische Behörde für Lebensmittelsicherheit sogar nach dem Vorbild des BVL aufgebaut wurde.

Globalisierung bedeutet aber auch, dass Verbraucher heute im Internet mittels Mausklick ganz einfach Waren und Dienstleistungen aus aller Welt bestellen können. Doch das Internet bietet gerade den Anbietern eine Anonymität, wie sie beim normalen Einkauf nicht vorkommt. Dadurch resultiert ein Ungleichgewicht der Information zu Ungunsten des Verbrauchers, dem die Information fehlt, die er braucht, um verantwortungsbewusst einzukaufen und für seine Sicherheit zu sorgen.

Das BVL arbeitet auf verschiedene Weise an diesem Problem. So wurde zusammen mit den Bundesländern eine Zentralstelle zur Überwachung des Internethandels eingerichtet.[6] Nicht alle Anbieter von Lebensmitteln kommen ihrer Pflicht zur Registrierung nach und werden somit auch nicht von der risikobasierten Lebensmittelkontrolle erfasst. Die Zentralstelle beim BVL übermittelt Daten des Bundeszentralamtes für Steuern über Lebensmittelunternehmer im Internet regelmäßig an die

---

[6] Büchter B, Kuhr C, Schreiber G (2011) Pilotprojekt zur amtlichen Kontrolle des Handels mit Lebensmitteln im Internet. Journal für Verbraucherschutz und Lebensmittelsicherheit. Band 6, Heft 3, S. 375 ff. Springer. Heidelberg.

Bundesländer. Unternehmer, die den Landesbehörden bisher noch nicht bekannt waren, werden so aufgespürt und unter das Dach der Lebensmittelkontrolle geholt.

Des Weiteren setzt das BVL im Rahmen europäischer Behördennetzwerke auch Verbraucherrechte im Internet durch. So beteiligen sich die Mitarbeiterinnen und Mitarbeiter der BVL-Organisationseinheit Wirtschaftlicher Verbraucherschutz regelmäßig an sogenannten „Sweeps". Diese europaweiten Aktionen werden von der Europäischen Kommission koordiniert. Die für die Durchsetzung der wirtschaftlichen Interessen der Verbraucher zuständigen Behörden in den EU-Mitgliedstaaten kontrollieren Angebote im Internet nach vorher definierten Kriterien systematisch auf die Einhaltung von Verbraucherrechten. In einer zweiten Phase folgt die Rechtsdurchsetzung, um die aufgedeckten Zuwiderhandlungen abzustellen. So hat das BVL bereits Angebote von Mobilfunkanwendungen und Elektronikprodukten sowie Ticketangebote für Sport- und Kulturveranstaltungen im Internet untersucht und Verstöße gegen Verbraucherrechte abgestellt. Das BVL arbeitet dabei an der Aufhebung von Verstößen auf Internetseiten aus dem EU-Ausland, die sich an deutsche Internetnutzer richten, während der Verbraucherzentrale Bundesverband e.V. und die Zentrale zur Bekämpfung unlauteren Wettbewerbs e.V. gegen deutsche Internetseiten vorgehen.

In den „klassischen" Feldern der Lebensmittelsicherheit kamen ebenfalls neue Schwerpunkte hinzu. Neben Themen wie Rückstände von Pflanzenschutzmitteln und Tierarzneimitteln und Belastung mit Umweltkontaminanten (z. B. Dioxin) wird die Frage der Zoonosen und Antibiotikaresistenzen dieser Zoonoseerreger bei Nutz- und Haustieren immer drängender. Dies zeigen auch die Untersuchungen und Veröffentlichungen des BVL (Zoonosen-Monitoring, Resistenzmonitoringstudie).[7] Ein weiteres Themenfeld, das für das BVL immer größere Bedeutung bekommt, ist die Abgrenzung von Arzneimitteln und Lebensmitteln, teilweise auch Bedarfsgegenständen. Immer mehr Stoffe, die bisher nur aus Arzneimitteln bekannt waren, finden in der Lebensmittelproduktion Verwendung. Das BVL ruft deshalb zusammen mit dem Bundesinstitut für Arzneimittel und Medizinprodukte eine Expertenkommission ins Leben, die über solche „Borderlineprodukte" beraten soll.[8]

Um über die stetig wachsende Bandbreite seiner Aufgaben zielgruppengerecht zu informieren, hat das BVL in den vergangenen Jahren auch seine Öffentlichkeitsarbeit stetig ausgeweitet. Beispielsweise wurde ein jährliches Symposium zu den aktuellen Herausforderungen für das BVL etabliert. Neben zahlreichen weiteren Symposien und Workshops für die Fachöffentlichkeit präsentiert sich das BVL seit 2009 der breiten Allgemeinheit auch auf der Internationalen Grünen Woche (IGW) in Berlin sowie auf den DLG-Feldtagen. Der Internetauftritt www.bvl.bund.de wurde im März 2011 komplett überarbeitet (Abb. 4). Dabei wurden die Informationen für die Interessentenkreise „Verbraucher" und „Antragsteller und Unternehmer" getrennt aufbereitet. Bereits seit 2006 ist das BVL Herausgeber der wissenschaftlichen Zeitschrift „Journal für Verbraucherschutz", die sich gezielt an Behörden, Institutionen, Verbände und Wirtschaftsunternehmen richtet, die sich mit Lebens- und Futtermitteln, Landwirtschaft, Gentechnik und Biotechnologie sowie dem Wirtschaftlichen Verbraucherschutz beschäftigen.

Dass die Informationen des BVL für die Öffentlichkeit von großem Interesse sind, zeigt auch die Anzahl der Verbraucheranfragen, die das BVL erreichen. Diese steigt kontinuierlich an.[9] Dabei spielt sicherlich eine Rolle, dass die Themen Lebensmittelsicherheit und Verbraucherschutz generell für die Verbraucher immer wichtiger werden.

Krisenmanagement als Kernaufgabe

Besonders wichtig wird das BVL für die Verbraucher immer während einer durch Lebensmittel hervorgerufenen Krise oder Verunsicherung. Das Jahr 2011 war hiervon besonders stark geprägt. Im Januar wurde bekannt, dass mit Dioxin belastetes Futter an zahlreiche Eier- und Fleischproduzenten geliefert worden war. Die Länderbehörden sperrten die betroffenen Betriebe und ordneten die Rücknahme der Produkte an. Das BVL unterstützte das BMELV und die Länder dabei durch ein Lagebild, dass die teils komplizierten Lieferwege zusammenfasste und aufbereitete.

Im März 2011 sorgte die Reaktorkatastrophe von Fukushima dafür, dass auch deutsche Verbraucher sich Sorgen um die Sicherheit von aus Japan importierten Produkten machten. Für japanische Produkte wurden

---

[7] http://www.bvl.bund.de/DE/01_Lebensmittel/01_Aufgaben/02_AmtlicheLebensmittelueberwachung/08_ZoonosenMonitoring/lm_zoonosen_monitoring_node.html; http://www.bvl.bund.de/DE/09_Untersuchungen/01_Aufgaben/03_Nationales%20Resistenz-Monitoring/untersuchungen_NatResistenzmonitoring_node.html.

[8] Aufruf zur Mitarbeit an der gemeinsamen Expertenkommission: Kommission zur Einstufung von Borderline-Stoffen, die als Lebensmittel oder Lebensmittelzutat in den Verkehr gebracht werden des Bundesamts für Verbraucherschutz und Lebensmittelsicherheit und des Bundesinstituts für Arzneimittel und Medizinprodukte. Journal für Verbraucherschutz und Lebensmittelsicherheit. Band 7, Heft 2, 2012, S. 155 f. Springer. Heidelberg.

[9] 2010: 900 Anfragen; 2011: 1.176 Anfragen; 2012: voraussichtlich etwa 1.400 Anfragen.

EU-weit einheitliche Kontrollvorschriften erlassen. Die Kontrollen wurden verstärkt. Das BVL veröffentlicht seitdem die Untersuchungsergebnisse von japanischen Lebensmitteln auf seiner Internetseite.[10]

Während bei vielen lebensmittelbedingten Krisen oder Ereignissen die Ursache bekannt ist und vor allem die Vertriebswege der kontaminierten Produkte verfolgt werden müssen, konnte die Ursache der größten lebensmittelbedingten Epidemie in Deutschland lange nicht entdeckt werden. Von Mai bis Juli 2011 kam es vor allem in Norddeutschland zu einem EHEC-Ausbruch. Mehrere Tausend Menschen erkrankten, 53 Menschen starben. Schnell war klar, dass nicht wie in den meisten anderen Fällen ein tierisches, sondern ein pflanzliches Lebensmittel die Quelle der Kontamination sein muss. Doch trotz mehrerer tausend Probenahmen bei Tomaten, Gurken und Salaten wurde kein kontaminiertes Lebensmittel gefunden. Erst durch die Ermittlungen einer am BVL angesiedelten Task Force mit Vertretern des BVL, des Bundesinstituts für Risikobewertung, des Robert-Koch-Instituts, der Bundesländer und der EFSA kam man der Quelle auf die Spur: Durch Auswertung von Ausbruchsclustern (Orte mit Erkrankungshäufungen) sowie verfügbaren Lieferlisten und Daten zu Vertriebswegen konnten die Erkrankungen auf den Verzehr von Sprossen aus einem niedersächsischen Gartenbaubetrieb zurückgeführt werden. Als etwas später Krankheitsfälle in Frankreich über dieselbe zur Sprossenproduktion verwendete Bockshornklee-Samencharge mit dem Gartenbaubetrieb in Niedersachsen in Verbindung gebracht werden konnten, wurde klar: Ursache für den EHEC-Ausbruch sind mit hoher Wahrscheinlichkeit aus Ägypten importierte Bockshornkleesamen.[11]

Für das BVL war der EHEC-Ausbruch eine der größten Herausforderung seiner bisherigen Geschichte. Erstmals brachten die „klassischen" Krisenmanagementinstrumente Probenanalyse und die Überprüfung von Lieferwegen keine Lösung des Ausgangsproblems. Neue Instrumente wie der Abgleich mit epidemiologischen Daten oder die datenbankgestützte Analyse von Lieferwegen verschiedener Lebensmittel, um so zu einem gemeinsamen Ursprungspunkt zu kommen, mussten entwickelt werden und führten schließlich zum Erfolg.

Dass diese neuen Instrumente des Krisenmanagements aber nur unter bestimmten Voraussetzungen funktionieren, hat die EHEC-Epidemie ebenfalls gezeigt. Wertvolle Zeit ging verloren, weil handgeschriebene Lieferlisten manuell in die Datenbank eingepflegt werden mussten. Hier fordert das BVL von der Wirtschaft eine bessere Datenaufbereitung, um die Rückverfolgbarkeit zu verbessern.

Die enge Zusammenarbeit verschiedener Behörden im Krisenfall hat sich bei der Aufklärung der EHEC-Epidemie bewährt. Eine Task Force beim BVL soll deshalb im Krisenfall jederzeit einberufen werden können. Dafür werden beim BVL die notwendigen Strukturen in Form einer Geschäftsstelle geschaffen. Eine entsprechende Vereinbarung zwischen dem Bund und den Bundesländern hat die Verbraucherschutzministerkonferenz im September 2012 beschlossen.

Das BVL wurde aus der Aufarbeitung einer Krise heraus gegründet. Das Krisenmanagement bleibt auch eine seiner wichtigsten Zuständigkeiten. Doch die tägliche Arbeit liegt davor. Die vielfältigen Aufgaben des BVL entlang der Lebensmittelkette haben das gemeinsame Ziel, die mit den Produkten und Abläufen verbundenen Risiken zu managen und zu minimieren und so den Verbraucher zu schützen – ohne dass es zu einer Krise kommt.

---

[10] http://www.bvl.bund.de/DE/01_Lebensmittel/02_Unerwuenschte StoffeOrganismen/06_Radioaktivitaet/lm_radioaktivitaet_node.html.

[11] Ergebnisbericht der Task Force EHEC am BVL zur Aufklärung des EHEC O104:H4 Krankheitsausbruchs in Deutschland.
http://www.bvl.bund.de/DE/01_Lebensmittel/03_Verbraucher/09 _InfektionenIntoxikationen/05_EHEC/Task_Force/Task_Force_no de.html.

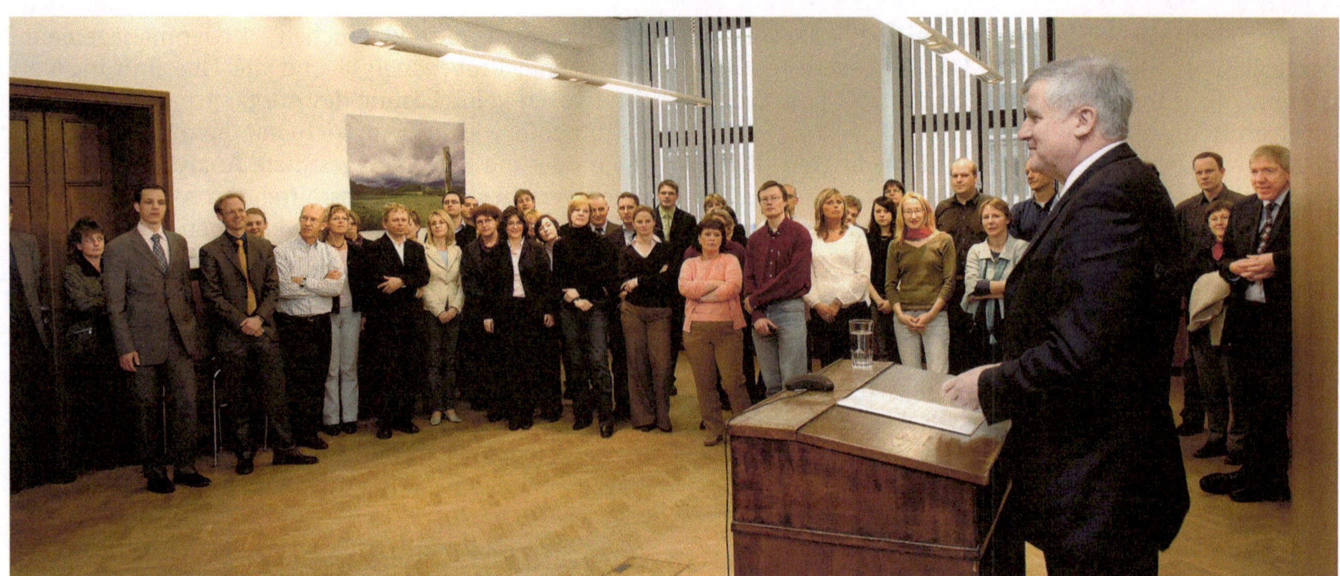

Abb. 1   Der damalige Bundesminister Horst Seehofer besuchte im März 2006 das BVL. Vor dem Hintergrund der Gammelfleischskandale spielte das Thema Lebensmittelsicherheit eine große Rolle. Aber auch Fragen rund um die Zulassungsverfahren, das Wissensmanagement und die internationale Zusammenarbeit wurden angesprochen. (Bild: BVL / Himsel)

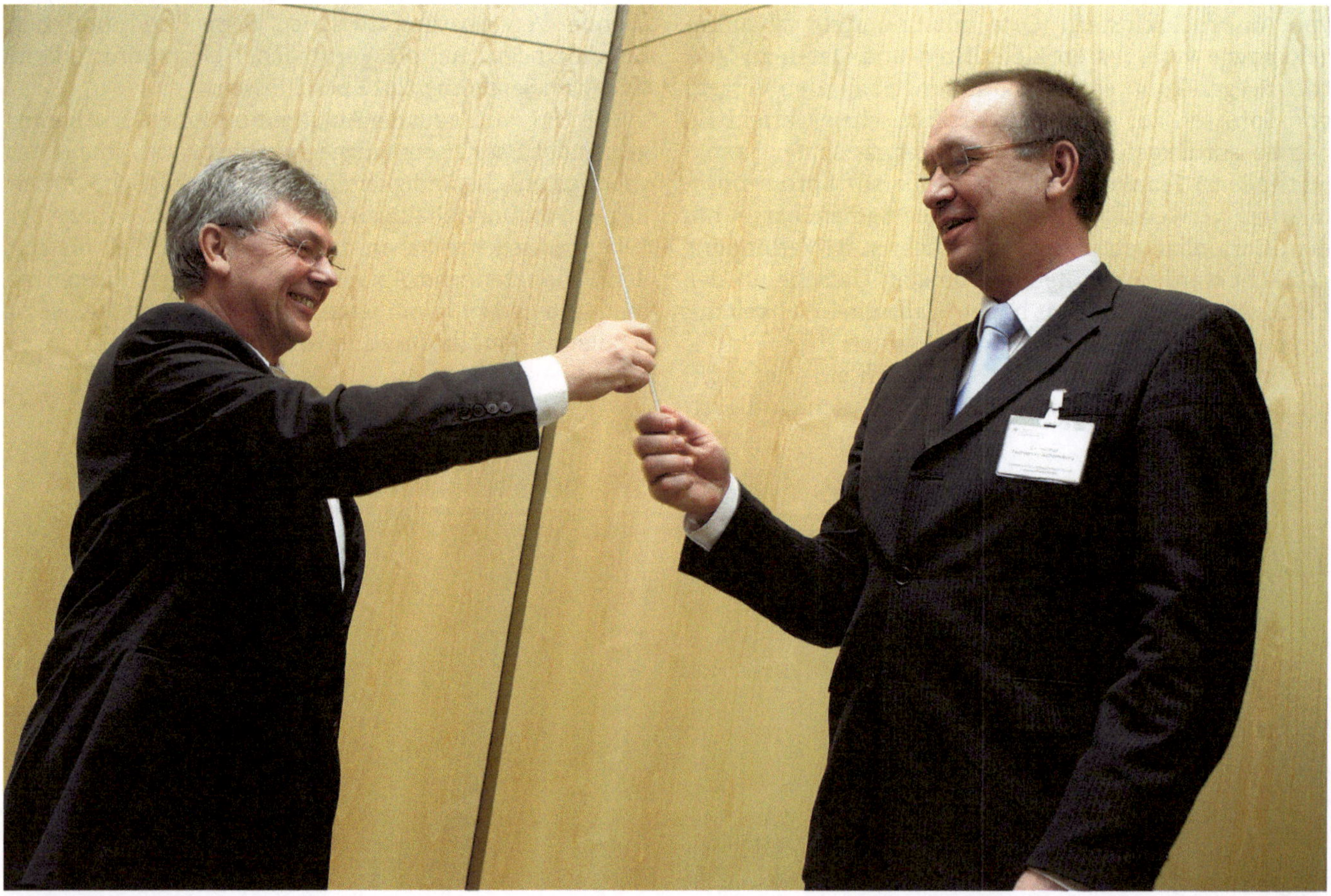

Abb. 2   Dr. Helmut Tschiersky-Schöneburg übernimmt den „Dirigentenstab". Der bisherige kommissarische Leiter des Instituts für Lebensmittel, Arzneimittel und Tierseuchen des Landes Berlin wurde am 1. Dezember 2008 zum Präsidenten des BVL ernannt. (Bild: BVL)

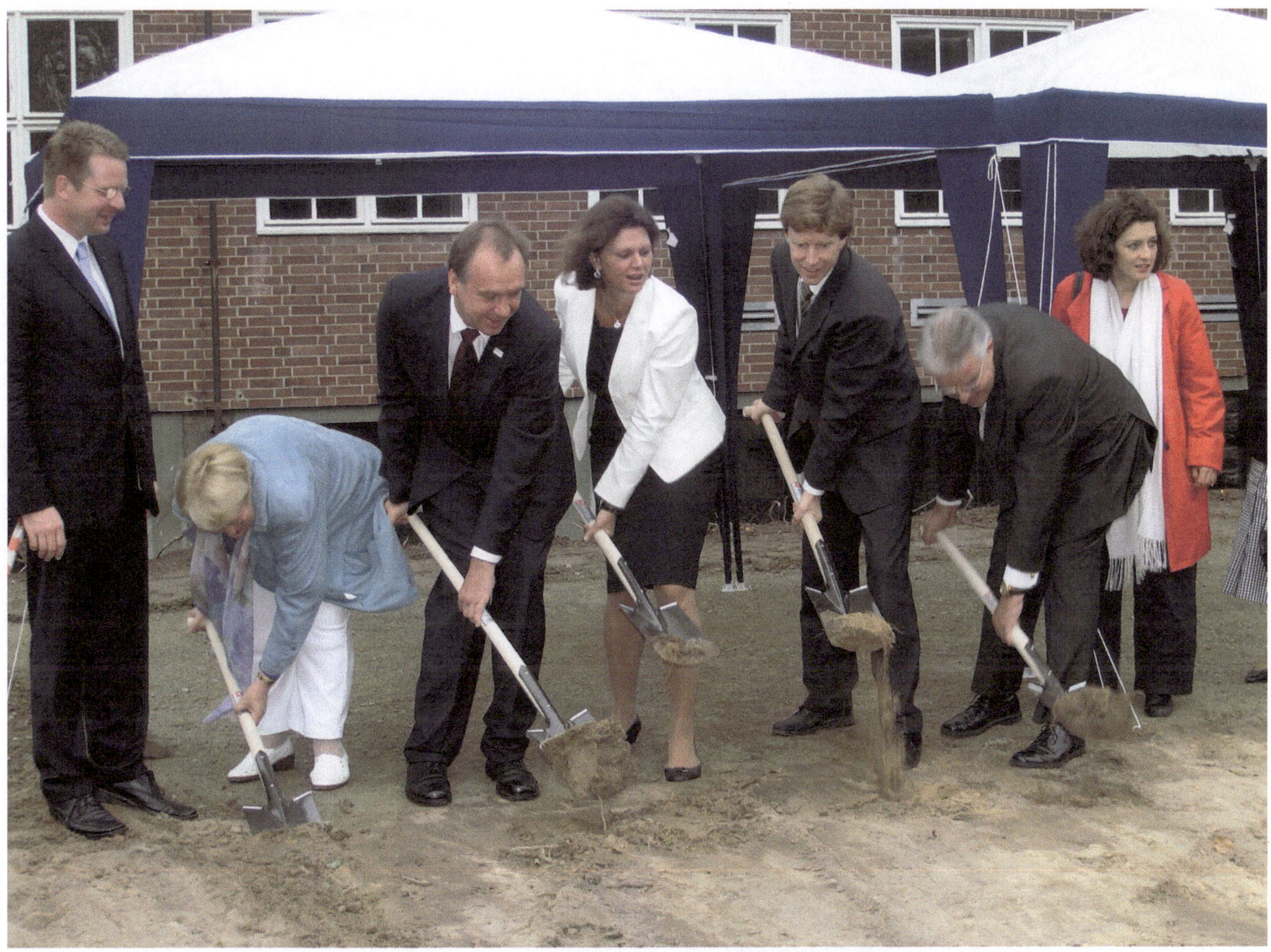

Abb. 3   Bundesministerin Ilse Aigner setzte im September 2009 zusammen mit BVL-Präsident Dr. Helmut Tschiersky-Schöneburg den ersten Spatenstich für den neuen Hauptsitz des BVL. Bis 2013 entsteht in Braunschweig ein moderner Verwaltungs- und Laborkomplex, in dem der Leitungsbereich und die Zentralabteilung sowie die Abteilung Pflanzenschutzmittel zusammengeführt werden. (Bild: BVL / Tief)

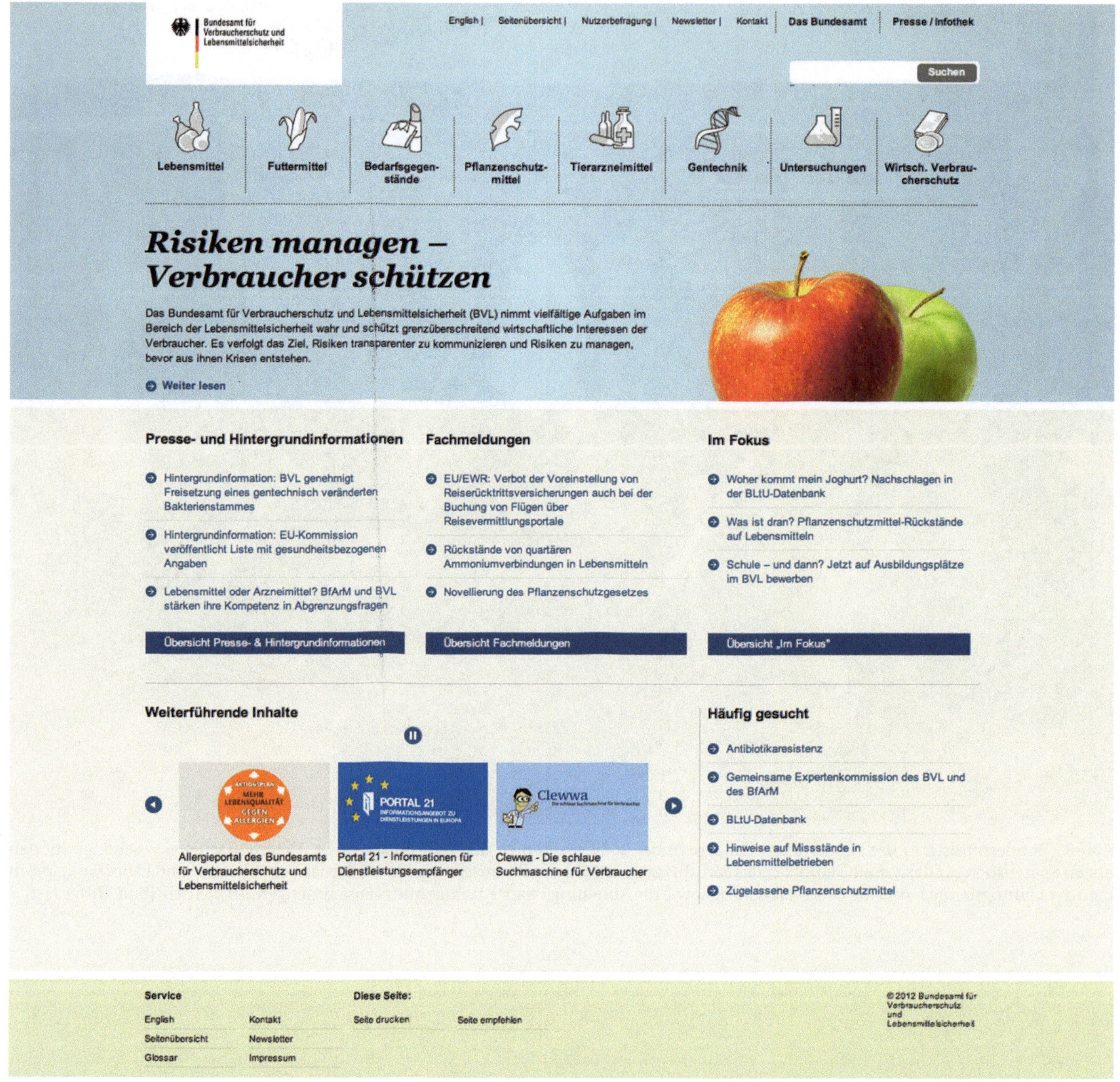

Abb. 4 Im März 2011 wurde der Internetauftritt des BVL vollständig überarbeitet und erhielt ein modernes Design. Um die Orientierung zu erleichtern, wurden in allen Themenbereichen Einstiegspfade für Verbraucher und Unternehmen geschaffen. (Bild: BVL)

4.2   Zeitstrahl

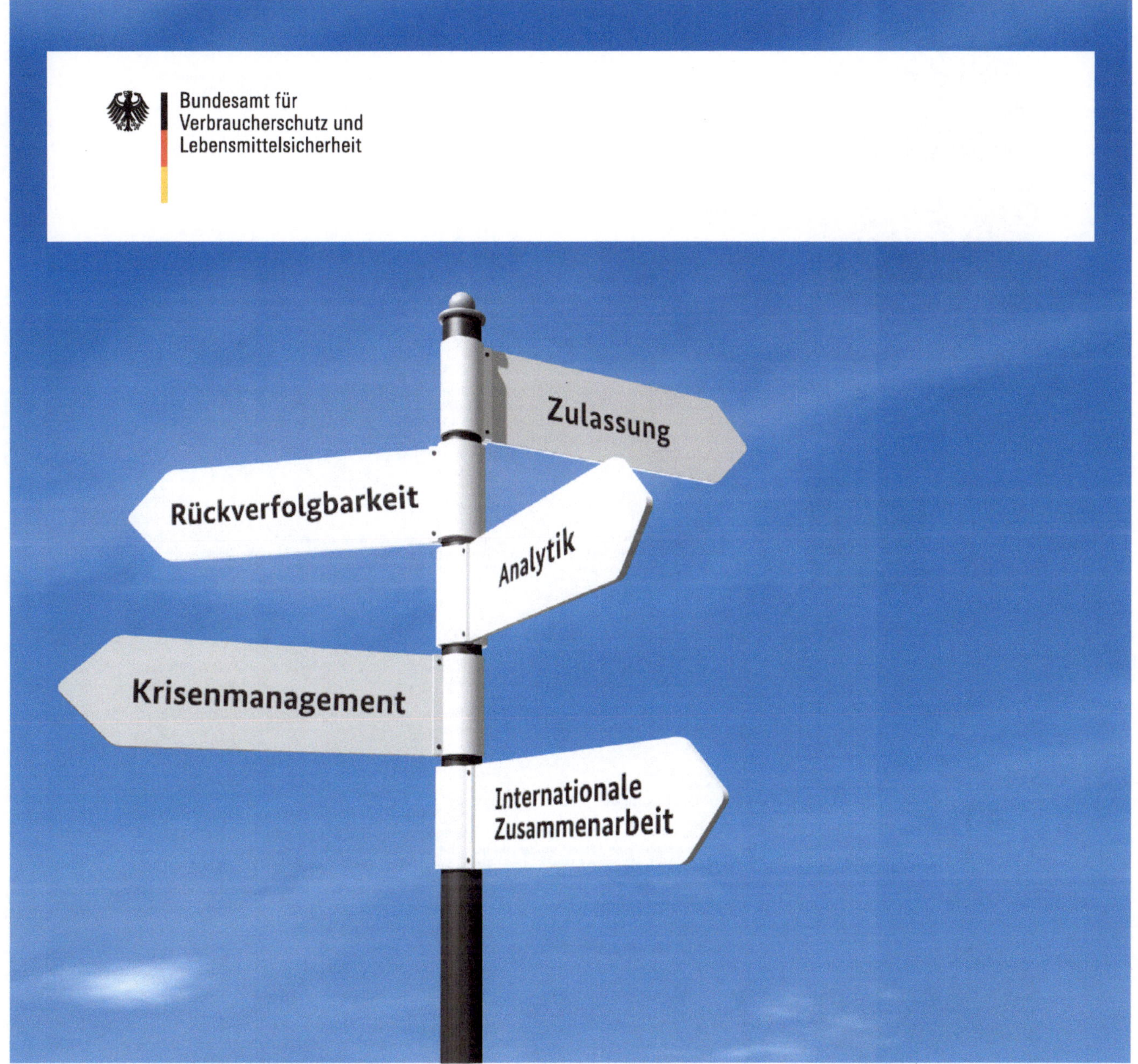

2002 - 2012
10 Jahre BVL im Dienste des Verbraucherschutzes

Die wichtigsten Entwicklungen und Ereignisse

2002/03

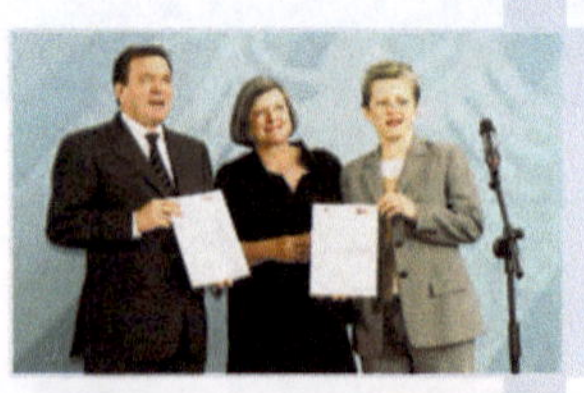

▶ 21.02.2001
Gründungserlass

Nach dem BSE-Skandal im Jahr 2000 soll der gesundheitliche Verbraucherschutz neu geregelt und die Risikobewertung vom Risikomanagement getrennt werden – so die Empfehlungen des von Wedel-Gutachtens zur „Organisation des gesundheitlichen Verbraucherschutzes". Verbraucherschutzministerin Renate Künast unterzeichnet deshalb einen Erlass zur Errichtung einer Bundesanstalt für Verbraucherschutz und Lebensmittelsicherheit als Risikomanagementbehörde.
(Bildquelle: Bundesregierung / Stutterheim).

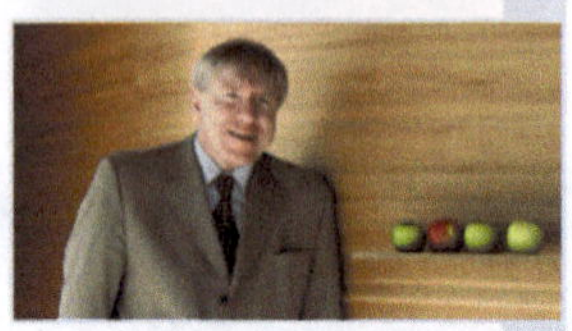

▶ 02.05.2002
BVL nimmt Arbeit auf

Dr. Christian Grugel wird Leiter der neu gegründeten Bundesanstalt. Der promovierte Chemiker war vorher Referatsleiter für gesundheitsbezogenen Verbraucherschutz im niedersächsischen Landwirtschaftsministerium. Die ersten 25 Mitarbeiterinnen und Mitarbeiter nehmen die Arbeit auf. Anfangs müssen sie sich in Bonn ein Großraumbüro teilen sowie ein Telefon und vier PCs. (Bildquelle: BVL)

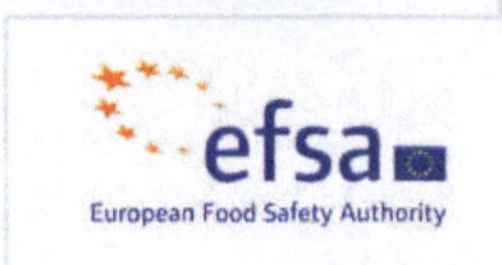

▶ Mai 2002
Europäische Zusammenarbeit

Auch in Europa wird der gesundheitliche Verbraucherschutz neu geregelt. Als unabhängige Behörde für die Risikobewertung und –kommunikation wird 2002 die European Food Safety Authority (EFSA) gegründet. Von Anfang an unterstützt das BVL die EFSA sowohl durch die Mitarbeit in verschiedenen Ausschüssen und Expertengruppen als auch durch die Abordnung einzelner Mitarbeiter.

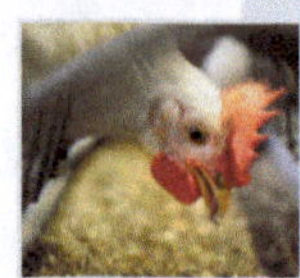

▶ Juni 2002
Nitrofen-Skandal

Mit nitrofenhaltigen Pflanzenschutzmitteln verunreinigtes Getreide wird an Geflügel verfüttert. Vor allem Bio-Betrieben sind betroffen. Die ersten BVLer übernehmen sofort Aufgaben im Krisenmanagement, u.a. die Information von Verbrauchern. (Bildquelle: BVL / Gloger)

▶ 25.06.2002
Workshop zur zukünftigen Rolle des BVL

Vertreter von Behörden, Industrie und Handel treffen sich, um in einem Workshop über die zukünftige Rolle des BVL zu diskutieren. Themen sind unter anderem Krisenmanagement, Risikokommunikation, Koordination der Lebensmittelüberwachung und die Zulassungsverfahren. Bei allen diskutierten Punkten wird deutlich, dass die Kommunikation zwischen den einzelnen Gruppen verbessert werden soll. Besonders die Industrie stellt hohe Erwartungen an das BVL.

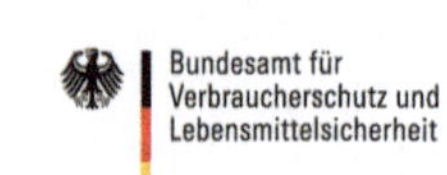

▶ 06.08.2002
Gesetz zur Gründung des BVL

Bundespräsident Johannes Rau unterzeichnet das Gesetz zur Neuorganisation des gesundheitlichen Verbraucherschutzes und der Lebensmittelsicherheit: „Im Geschäftsbereich des Bundesministeriums für Verbraucherschutz, Ernährung und Landwirtschaft wird ein Bundesamt für Verbraucherschutz und Lebensmittelsicherheit als selbständige Bundesoberbehörde errichtet."

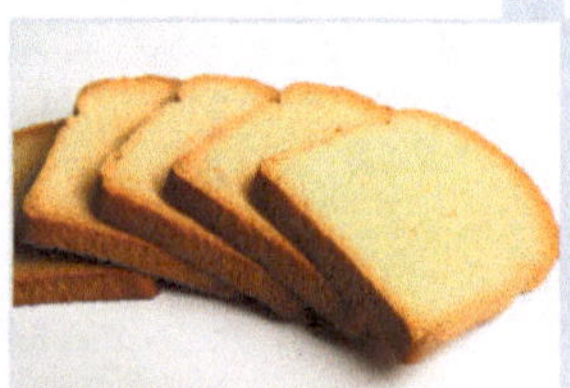

▶ August 2002
Acrylamid-Minimierungskonzept

Das BVL initiiert gemeinsam mit der Wirtschaft, dem Bundesministerium für Verbraucherschutz, Ernährung und Landwirtschaft und den Ländern ein Acrylamid-Minimierungskonzept. Acrylamidgehalte bestimmter Lebensmittel werden erhoben und dienen dem BVL zur Berechnung von Signalwerten. Die Lebensmittelüberwachungsbehörden führen mit Herstellern besonders hoch belasteter Produkte Minimierungsdialoge, in denen Maßnahmen zur Reduzierung des Acrylamidgehalts erarbeitet werden. Dadurch wird der Signalwert im darauf folgenden Jahr gesenkt und die Acrylamidgehalte in den betroffenen Lebensmitteln konti-nuierlich reduziert. (Bildquelle: Fotolia)

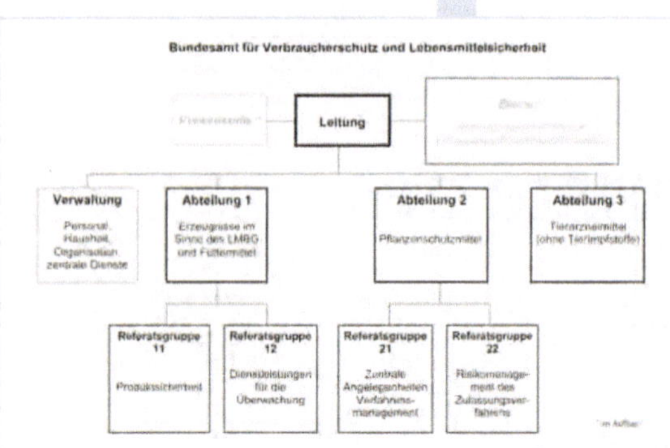

▶ 01.11.2002
Erstes Organigramm

Aus der Bundesanstalt für Verbraucherschutz und Lebensmittelsicherheit wird das Bundesamt für Verbraucherschutz und Lebensmittelsicherheit. Dr. Christian Grugel wird zum ersten Präsidenten des BVL ernannt. Aufgaben aus dem Bereich der Sicherheit von Lebensmitteln, Futtermitteln und Bedarfsgegenständen sowie der Zulassung von Pflanzenschutzmitteln und Tierarzneimitteln gehen aus dem Bundesinstitut für gesundheitlichen Verbraucherschutz und Veterinärmedizin, der Bundesanstalt für Landwirtschaft und Ernährung und der Biologischen Bundesanstalt für Land- und Forstwirtschaft auf das BVL über. (Bildquelle: BVL / Gloger)

2004

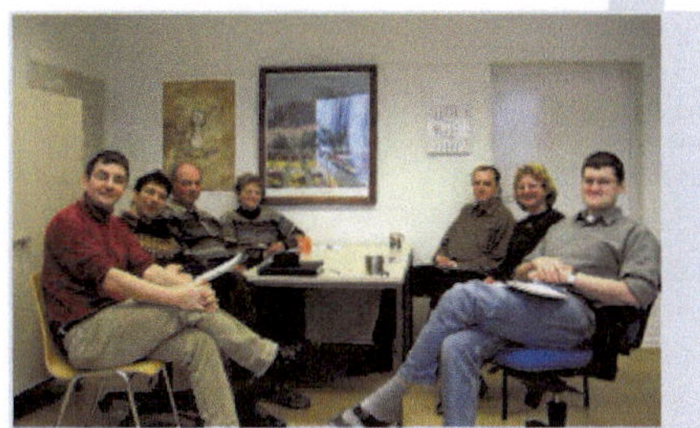

▶ 01.04.2004
Neue Aufgaben im Bereich Gentechnik

Die Zuständigkeiten in Bezug auf die Gentechnik werden auf Bundesebene neu festgelegt.
Danach ist nun das BVL für die Zulassung gentechnisch veränderter Organismen verantwortlich.
Der Gentechnik-Bereich beim bisher zuständigen Robert-Koch-Institut wird in großen Teilen dem
BVL zugeordnet. 17 Mitarbeiterinnen und Mitarbeiter wechseln zum BVL. Aus der Referatsgruppe
Gentechnik wird mit zunehmender Mitarbeiterzahl schnell eine eigene Abteilung.
(Bildquelle: privat)

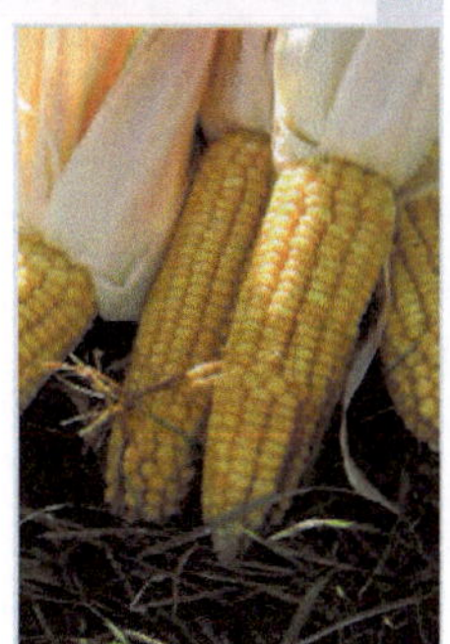

▶ April 2004
Neue EU-Regeln zur Gentechnik

Zulassungsverfahren für gentechnisch veränderten Organismen sowie Regelungen
zur Rückverfolgbarkeit und Kennzeichnung von GVO und gentechnisch veränderten
Lebens- und Futtermitteln werden in der EU vereinheitlicht .
(Bildquelle: transgen.de)

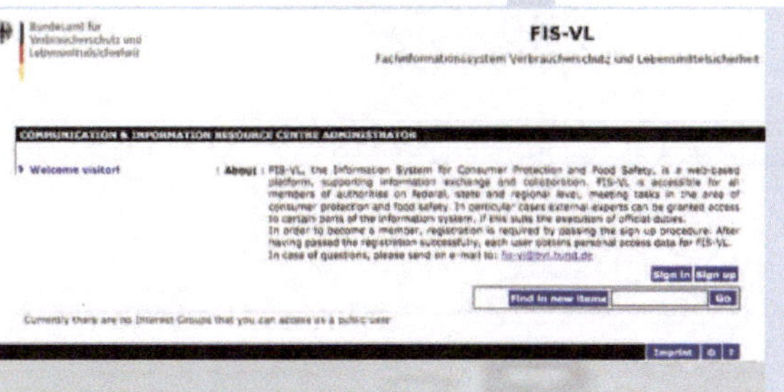

▶ November 2004
Pilotphase FIS-VL startet

Das von Wedel-Gutachten forderte, dass Informationsmanagement
zwischen Bund und Ländern zu verbessern. Als Antwort auf diese
Forderung baut das BVL das FIS-VL als zentrales Dokumentenmanagementsystem
auf. Nach dem Start der Pilotphase geht es im Juli 2005 in den Regelbetrieb.
2010 wird es mehr als 10.000 Nutzer verzeichnen.

2005

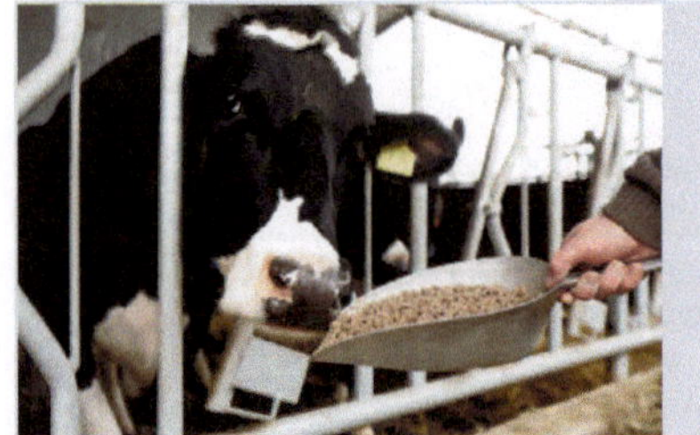

▶ 05.01.2005
Verzeichnis von Zusatzstoffen in Futtermitteln

Das BVL stellt ein Online-Verzeichnis aller für die Tierernährung zugelassener
Zusatzstoffe im Internet zur Verfügung. Interessierten wird damit erstmals in
Europa eine tagesaktuelle Zusammenstellung der zugelassenen Zusatzstoffe in
Futtermitteln geboten. (Bildquelle: BVL / Gloger)

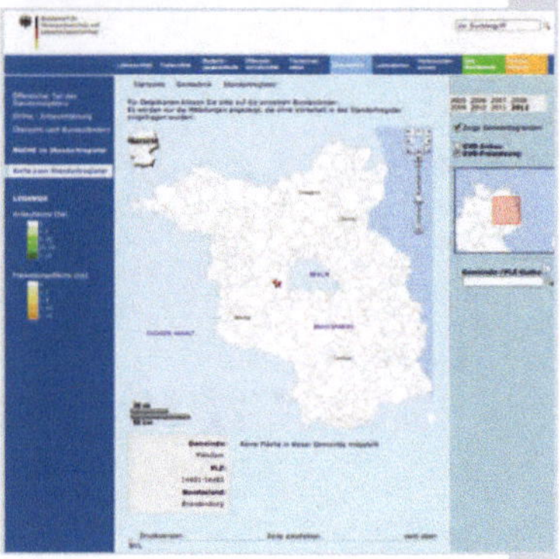

▶ 03.02.2005
Standortregister

Das internetbasierte Standortregister gibt Auskunft über alle Flächen, auf denen gentechnisch veränderte Organismen (GVO) angebaut oder freigesetzt werden bzw. werden
sollen. Wer GVO kommerziell anbauen will, muss dies dem BVL mindestens drei Monate
vor dem Aussaattermin mitteilen. Das Standortregister schafft so die notwendige Transparenz für eine Koexistenz von Landwirten, die ohne gentechnisch veränderte Organismen wirtschaften und Betrieben, die sich für den Anbau gentechnisch veränderter
Pflanzen entscheiden.

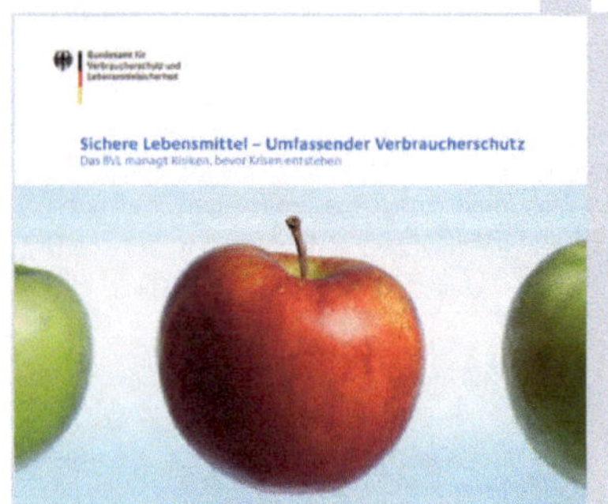

▶ 09.09.2005
Erste Broschüre des BVL

Erstmals stellt das BVL seine Aufgaben und Ziele umfassend in einer Broschüre dar.
In der 72-seitigen Publikation werden die zahlreichen Fachaufgaben des BVL gut
lesbar und laienverständlich dargestellt. Zeitgleich startet das BVL seinen neuen
Internetauftritt im neu gestalteten Design.

2006

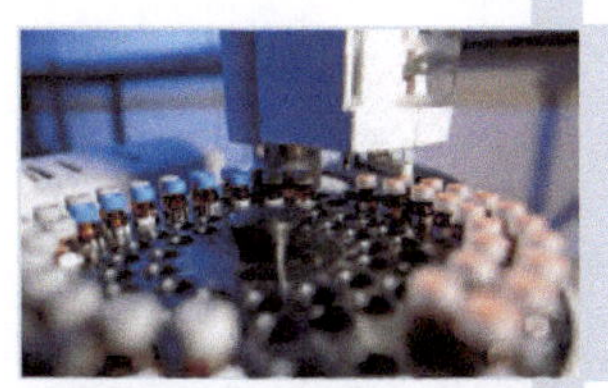

▶ Januar 2006

Eigenständige Referatsgruppe für Untersuchungen

Um die Untersuchungskapazitäten im BVL zu bündeln, wird eine eigene Referatsgruppe Untersuchungen gegründet. Neben dem Nationalen Referenzlabor für Tierarzneimittelrückstände wird in der Referatsgruppe auch das Antibiotikaresistenzmonitoring durchgeführt. Die Geschäftsstelle der amtlichen Sammlung für Untersuchungsverfahren koordiniert die Entwicklung, Validierung und Standardisierung von Untersuchungsverfahren für die Lebens- und Futtermittelkontrolle. (Bildquelle: BVL / Gloger)

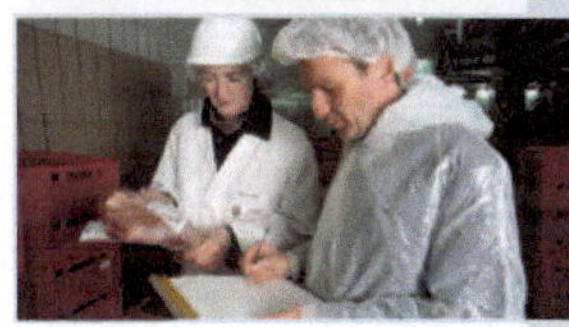

▶ 01.01.2006

Harmonisierung der amtlichen Kontrollen

Die Verordnung (EG) Nr. 882/2004 sorgt für einheitliche Standards bei amtlichen Lebensmittel- und Futtermittelkontrollen in der Europäischen Union. Durch risikoorientierte amtliche Kontrollen auf allen Stufen der Produktion, der Verarbeitung und des Vertriebs sollen die Mitgliedstaaten die Sicherheit von Lebens- und Futtermitteln gewährleisten. (Bildquelle: BLE, Bonn / Thomas Stephan)

▶ 01.02.2006

Hotline für Missstände im Lebensmittelbereich

Bürger, Lieferanten und Mitarbeiter können dem BVL anonym Hinweise über unhygienische Zustände oder illegale Praktiken im Lebensmittelbereich geben. Das BVL richtet dafür im Internet eine Seite ein und schaltet eine Telefonnummer frei. Die Hinweise werden unverzüglich an die für die Lebensmittelüberwachung zuständigen Landesbehörden weiter gegeben. (Bildquelle: BVL / Gloger)

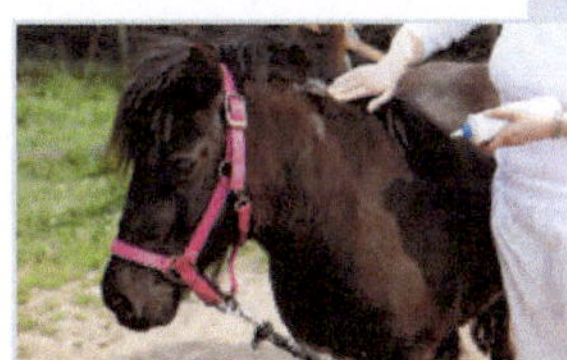

▶ März 2006

Abschluss der Nachzulassungen bei Tierarzneimitteln

Das BVL schließt die Überprüfung aller Tierarzneimittel ab, die bereits vor 1978 auf dem Markt waren. Für 699 Tierarzneimittel erteilt das BVL eine Zulassung. Damit haben alle in Deutschland am Markt befindlichen Tierarzneimittel ein reguläres Zulassungsverfahren durchlaufen. Die Nachzulassung erweist sich als große Herausforderung für das BVL, denn Deutschland verfügt über einen besonders umfangreichen Markt an Alt-Arzneimitteln. (Bildquelle: BVL / Gloger)

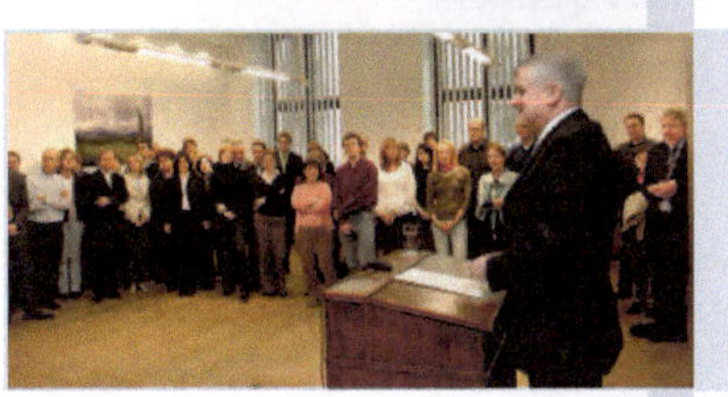

▶ März 2006

Minister Seehofer besucht das BVL

Bundesminister Horst Seehofer besucht das BVL. Vor dem Hintergrund der aktuellen Gammelfleischskandale spielt das Thema Lebensmittelsicherheit eine große Rolle. Aber auch Fragen rund um die Zulassungsverfahren, das Wissensmanagement und die internationale Zusammenarbeit werden angesprochen. Anschließend haben alle Mitarbeiterinnen und Mitarbeiter eine Chance, ihre Fragen an den Minister zu richten. Horst Seehofer besucht die Mitarbeiterversammlung in Berlin. Die Mitarbeiterinnen und Mitarbeiter aus Bonn und Braunschweig werden per Videokonferenz dazu geschaltet. (Bildquelle: BVL / Himsel)

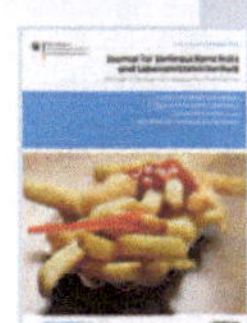

▶ 23.03.2006

Erste Ausgabe des JVL

Die erste Ausgabe des „Journals für Verbraucherschutz und Lebensmittelsicherheit" (JVL) erscheint. Mit dem Journal schafft das BVL eine Plattform für wissenschaftliche Beiträge aus der Grundlagenforschung, der angewandten Forschung und des Risikomanagements. Die Zeitschrift richtet sich an Wissenschaft, Wirtschaft, Behörden, Medien und Verbraucher.

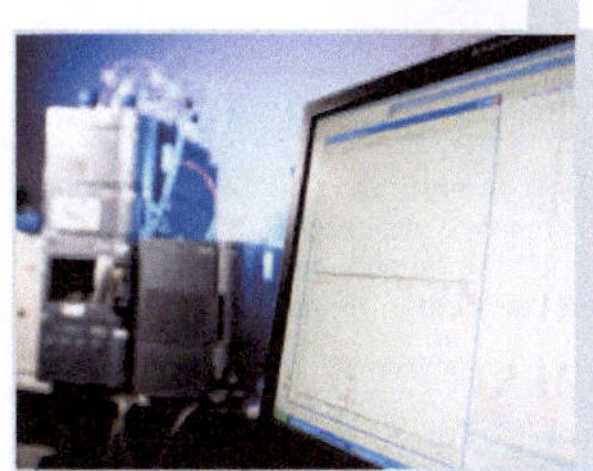

▶ Oktober 2006

NRLs für Pestizide, PAK und Schwermetalle

Nach dem Nationalen Referenzlabor für Tierarzneimittelrückstände werden auch die Referenzlaboratorien für Pflanzenschutzmittelrückstände, Schwermetalle und polyzyklische aromatische Kohlenwasserstoffe (PAK) beim BVL angesiedelt. Im März 2007 kommt noch das Referenzlabor für gentechnisch veränderte Organismen hinzu. Die von den Referenzlaboratorien entwickelten neuen Standards zur Validierung, Qualitätssicherung sowie zur Optimierung und Weiterentwicklung von Methoden stellt das BVL anderen Laboren zur Verfügung. Durch regelmäßige Laborvergleichsstudien erhalten die Referenzlaboratorien einen Überblick über die Leistungsfähigkeiten der in den amtlichen Laboren angewandten Methoden. (Bildquelle: BVL / Gloger)

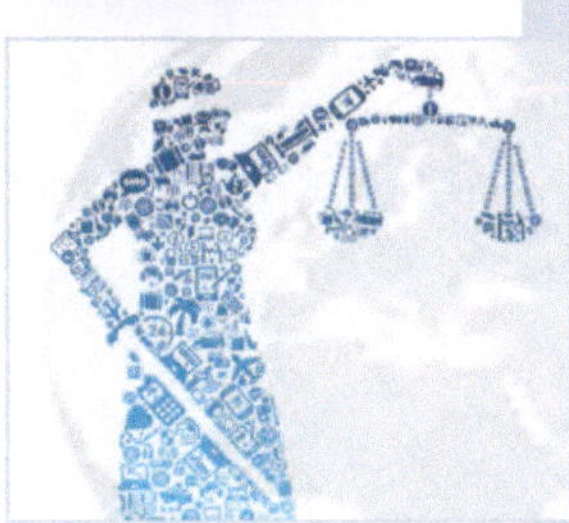

▶ 29.12.2006

Neue Aufgaben im Bereich Wirtschaftlicher Verbraucherschutz

Mit Inkrafttreten des EG-Verbraucherschutzdurchsetzungsgesetzes werden dem BVL umfangreiche Befugnisse im Bereich des wirtschaftlichen Verbraucherschutzes eingeräumt. Eine neue Organisationseinheit Wirtschaftlicher Verbraucherschutz wird gegründet. Als zuständige Behörde im europäischen Behördennetzwerk schützt das BVL grenzüberschreitend kollektive Verbraucherinteressen. Es ermittelt gegen unseriöse Anbieter und setzt die Gesetze zum Schutz der Verbraucher durch. Als zentrale Verbindungsstelle koordiniert das BVL die Durchführung der europäischen Zusammenarbeit in Deutschland.

2007

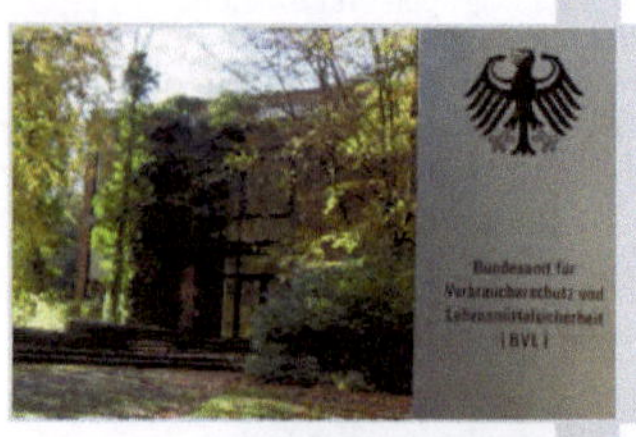

▶ 30.04.2007
Bonner Dienstsitz wird geschlossen

Rund fünf Jahre nach seiner Gründung schließt das BVL planmäßig seinen Bonner Dienstsitz. Der Standort war von Anfang an als Provisorium zum Aufbau der Behörde gedacht. Durch die räumliche Nähe zum Ministerium konnten Synergien genutzt werden, durch kurze Wege gelang ein schneller Aufbau des BVL. Die letzten 40 in Bonn verbliebenen Mitarbeiterinnen und Mitarbeiter ziehen nach Berlin und Braunschweig um. Das BVL beschäftigt nun rund 420 Mitarbeiterinnen und Mitarbeiter. 170 davon arbeiten in Braunschweig, 250 in Berlin. (Bildquelle: BVL)

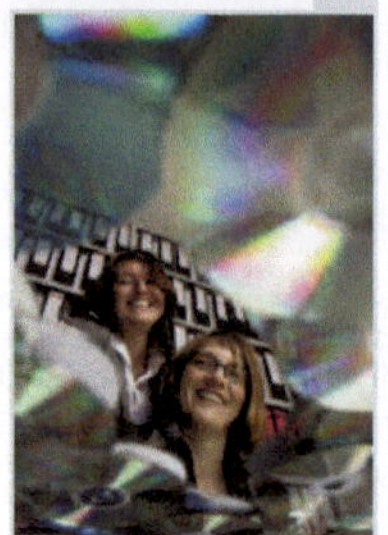

▶ Juli 2007
Elektronische Zulassung von Pflanzenschutzmitteln

Die Zulassung von Pflanzenschutzmitteln wird vollständig elektronisch abgewickelt. Die Antragsteller übermitteln ihre Unterlagen mit elektronischer Signatur online. Das BVL bearbeitet die Anträge mit einem Vorgangsbearbeitungssystem und archiviert alle Dokumente in einer elektronischen Akte. (Bildquelle: BVL / Gloger)

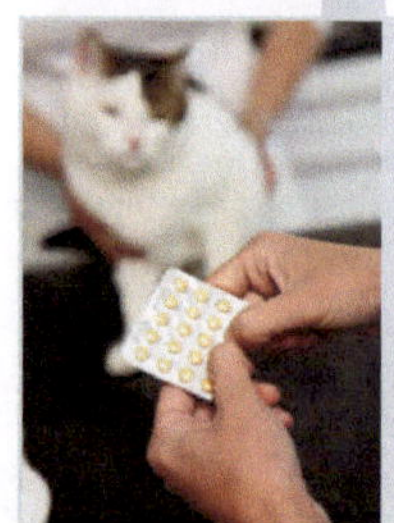

▶ September 2007
Digitale Meldungen von unerwünschten Wirkungen

Tierärzte können Meldungen zu unerwünschten Wirkungen von Tierarzneimitteln (UAW) schnell und einfach via Internet an die zuständigen Behörden übermitteln. Das Online-Formular für die Meldung ist eine Initiative der Bundestierärztekammer, des BVL und des Paul-Ehrlich-Instituts. Das neue Online-Formular vereinfacht das Meldeverfahren erheblich. Die Bereitschaft von Tierärzten, unerwünschte Arzneimittelwirkungen zu melden, soll so erhöht werden. (Bildquelle: BVL / Gloger)

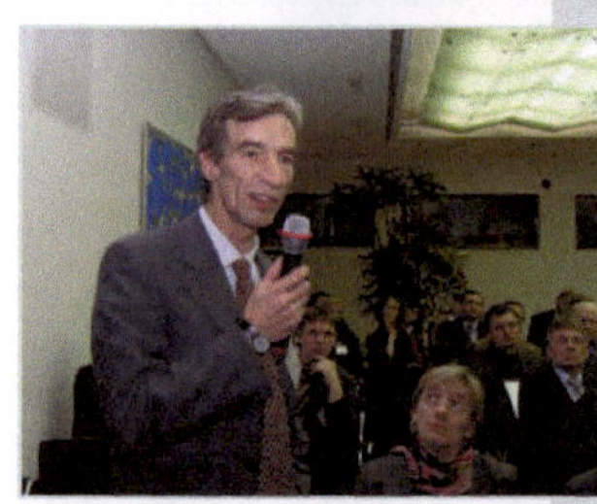

▶ 12./13.11.2007
Workshop 5 Jahre BVL

Fünf Jahre nach Gründung des BVL wird im Rahmen eines Workshops „Fünf Jahre Bundesamt für Verbraucherschutz und Lebensmittelsicherheit, Erkennen – Verstehen - Handeln" eine erste Bilanz gezogen. Teilnehmer aus Bundesverwaltung, Bundesländern, Wissenschaft und Wirtschaft diskutieren zusammen mit Mitarbeiterinnen und Mitarbeitern des BVL Fragen wie „Konnte das BVL seiner damaligen Aufgabenstellung gerecht werden?" oder „Wurden die gesteckten Ziele erreicht?". Außerdem werden kreative Ansätze entwickelt, wie das BVL und seine Partner auch zukünftig gemeinsam erfolgreich agieren können. (Bildquelle: BVL)

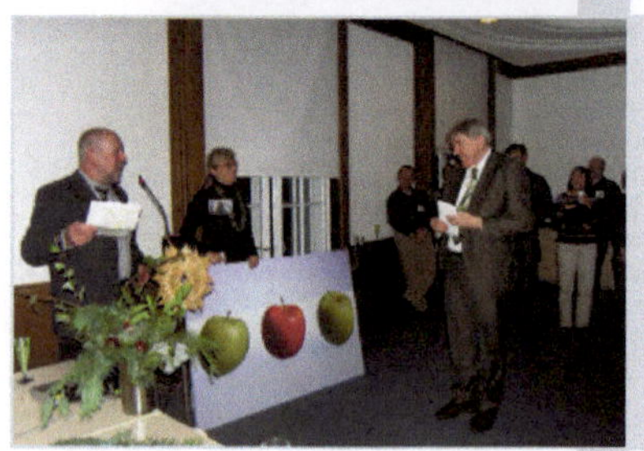

▶ Dezember 2007
Verabschiedung Dr. Grugel

Dr. Christian Grugel verlässt das BVL in Richtung Bundesministerium. Dort übernimmt er die Leitung der Abteilung „Verbraucherschutz, Ernährung, Bio- und Gentechnik". Thematisch und inhaltlich bleibt er damit in vielen Punkten dem BVL verbunden. Die Mitarbeiterinnen und Mitarbeiter verabschieden sich mit Erinnerungsgeschenken im BVL-Design von ihrem scheidenden Präsidenten. (Bildquelle: BVL)

2008

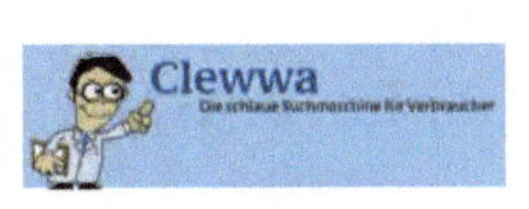

▶ **14.03.2008**
Start von clewwa.de

Mit www.clewwa.de startet das BVL eine Internetsuchmaschine für Verbraucher. „Clewwa" sucht im Gegensatz zu gewöhnlichen Suchmaschinen Informationen aus einem fest definierten Katalog relevanter Internetseiten. So können Nutzer die Suche einschränken und sich beispielsweise nur Links anzeigen lassen, die von Behörden oder Universitäten stammen. Das BVL hat die Suchmaschine gemeinsam mit dem Regionalen Rechenzentrum für Niedersachsen der Universität Hannover entwickelt.

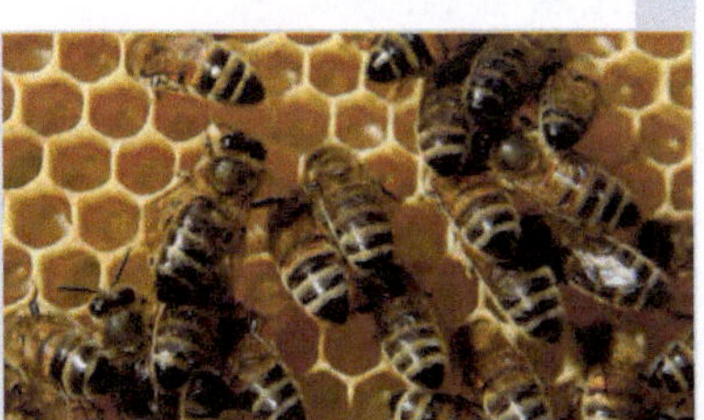

▶ **April / Mai 2008**
Bienensterben in Süddeutschland

Seit Ende April wird in Teilen Süddeutschlands ein ungewöhnliches Bienensterben beobachtet. Als eine der möglichen Ursachen wird die Vergiftung mit dem insektiziden Wirkstoff Clothianidin bei der Aussaat von Mais diskutiert. Prüfungen des BVL ergeben, dass bei der Ausbringung von behandeltem Saatgut mit bestimmten Sämaschinen Bienen stärker exponiert sind, als im Zulassungsverfahren bislang bekannt. Das BVL ordnet daraufhin das Ruhen der Zulassung für verschiedene Saatgutbehandlungsmittel mit dem Wirkstoff Clothianidin an. (Bildquelle: BVL / Gloger)

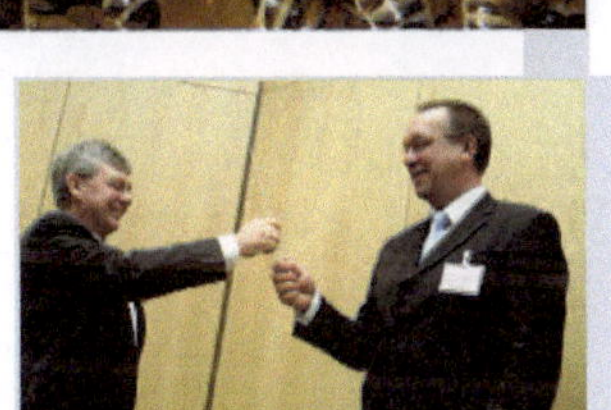

▶ **01.06.2008**
Dr. Tschiersky-Schöneburg neuer Präsident

Dr. Helmut Tschiersky-Schöneburg wird neuer Leiter des BVL. Er war bislang beim Institut für Lebensmittel, Arzneimittel und Tierseuchen des Landes Berlin als Leiter der Arzneimitteluntersuchungsstelle beschäftigt. Von Oktober 2005 bis Anfang 2007 übernahm er zusätzlich die kommissarische Leitung des gesamten Instituts. Zum Präsidenten des BVL wird er am 1. Dezember 2008 ernannt. (Bildquelle: BVL)

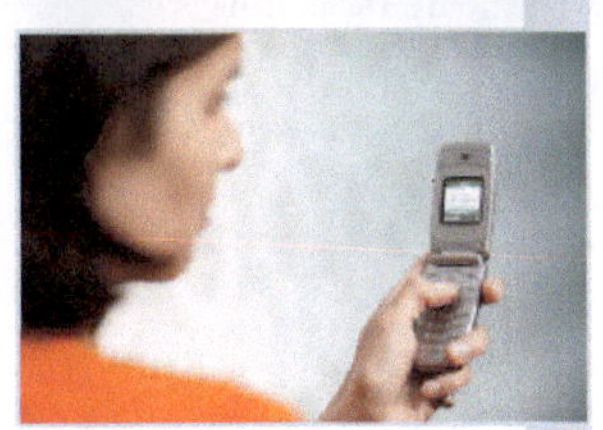

▶ **04.06.2008**
Erster Sweep

Das BVL nimmt erstmals an einem Sweep der EU-Kommission teil. Im Rahmen einer europaweiten Kampagne überprüft es Angebote von Mobilfunkanwendungen im Internet auf ihre Rechtmäßigkeit. Bei zwei Dritteln der kontrollierten Seiten werden Anhaltspunkte für Rechtsverstöße gefunden. Alle beanstandeten Seiten werden von den Anbietern daraufhin korrigiert. In den kommenden Jahren nimmt das BVL Angebote von Elektronikprodukten, Tickets für Kultur- und Sportveranstaltungen sowie Online-Spiele unter die Lupe. (Bildquelle: BVL / Gloger)

▶ **26.06.2008**
Vereinbarung mit vzbv und Wettbewerbszentrale

BVL, Verbraucherzentrale Bundesverband (vzbv) und Wettbewerbszentrale schließen eine Vereinbarung, mit der die Zusammenarbeit bei der Durchsetzung grenzüberschreitender Verbraucherinteressen geregelt wird. Auf Grundlage der Vereinbarung kann das BVL die beiden Verbände damit beauftragen, die Rechte der Verbraucher bei grenzüberschreitenden Verstößen durchzusetzen.

▶ **01.09.2008**
Harmonisierung der Rückstandshöchstgehalte in Europa

Die Höchstgehalte von Pflanzenschutzmittel-Rückständen auf Lebens- und Futtermitteln in der EU werden endgültig harmonisiert. Am 1. September tritt die EG-Verordnung 396/2005 vollständig in Kraft. Für Erzeuger von Lebensmitteln und Futtermitteln, Importeure, Händler und Überwachungsbehörden bringt die Harmonisierung einen Gewinn an Übersichtlichkeit und Rechtssicherheit. (Bildquelle: BVL / Gloger)

▶ **09.10.2008**
Erster Antibiotika-Resistenz-Atlas

Mit dem gemeinsam vom BVL, der Paul-Ehrlich-Gesellschaft für Chemotherapie und der Infektiologie am Universitätsklinikum Freiburg herausgegebenen Antibiotika-Resistenz- und -Verbrauchsatlas GERMAP stehen erstmals für Deutschland zusammengefasst Informationen zur Resistenzhäufigkeit bakterieller Erreger und zum Verbrauch von Antibiotika in der Human- und Veterinärmedizin zur Verfügung. Die zusammengeführten Daten stammen aus unterschiedlichen Monitoringprogrammen, Einzelprojekten, Krankenhäusern und aus dem ambulanten Bereich.

▶ **27./28.10.2008**
Erste Teilnahme an ICPEN-Konferenz

Das BVL nimmt erstmals an einer Konferenz des International Consumer Protection and Enforcement Network (ICPEN) in Paris teil und stellt im internationalen Kreis der Verbraucherschutzbehörden seine neuen Kompetenzen im wirtschaftlichen Verbraucherschutz vor.

2009

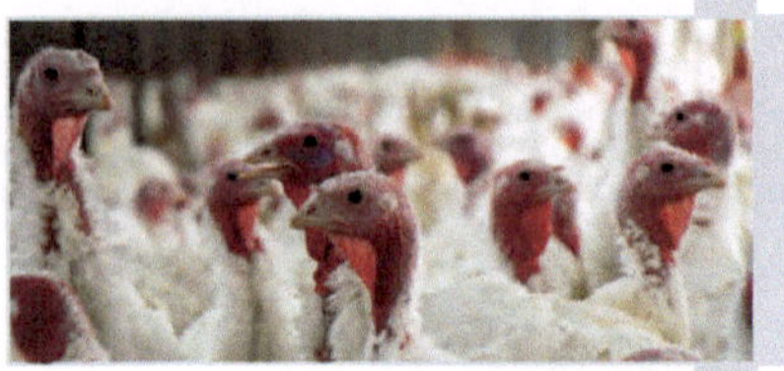

▶ Januar 2009
Erstes Zoonosen-Monitoring

Erstmalig wird von den Bundesländern ein Zoonosen-Monitoring durchgeführt, dessen Daten das BVL auswertet und im Oktober 2010 veröffentlicht. Das Zoonosen-Monitoring soll Aufschluss über Entwicklungstendenzen und Quellen von Zoonosen und Zoonoseerregern geben und bildet eine wichtige Basis für die Bewertung der derzeitigen Situation sowie von Entwicklungstendenzen. (Bildquelle: Fotolia)

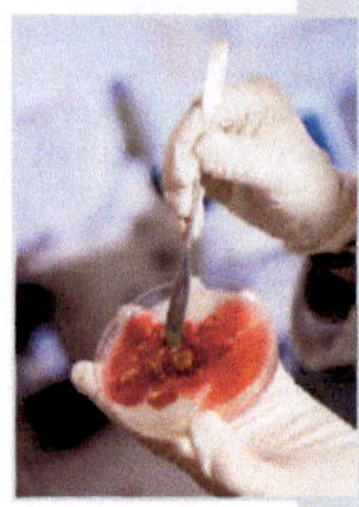

▶ 17.06.2009
Resistenzmonitoring

Das Resistenzmonitoring tierpathogener Erreger wird als gesetzliche Aufgabe des BVL im Arzneimittelgesetz verzeichnet. Seit 2001 hat das BVL (und vorher schon das BGVV) ein Netzwerk aus nationalen Laboratorien aufgebaut, die Bakterien für Untersuchungen sammeln und an das BVL schicken. Die Bakterien werden im BVL auf ihre Empfindlichkeit gegenüber verschiedenen Antibiotika geprüft. (Bildquelle: BVL / Gloger)

▶ Juni 2009
Schulung von Lebensmittelinspektoren

In Berlin führt das BVL im Auftrag der Europäischen Kommission zehn einwöchige Schulungen für Lebensmittelinspektoren aus EU- und Drittstaaten durch. Ein Ziel der Schulungen im Rahmen der „Better Training for Safer Food" Initiative besteht darin, die nationalen und gemeinschaftlichen amtlichen Kontrollsysteme zu harmonisieren und über aktuelle Entwicklungen im EU-Recht zu informieren. Gleichzeitig sollen für die Lebensmittelunternehmer gleiche Kontrollbedingungen geschaffen werden.

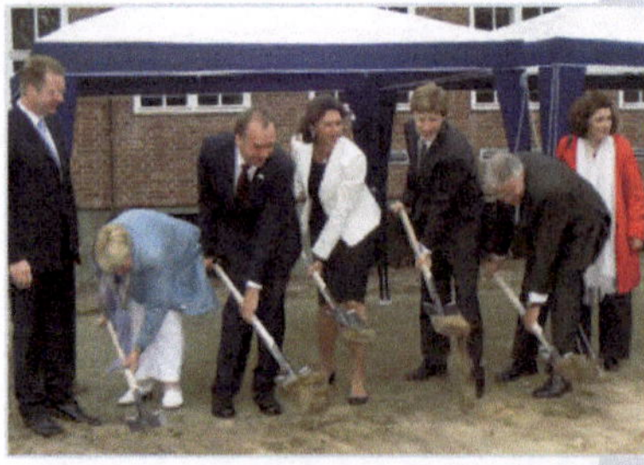

▶ September 2009
Spatenstich für neuen Hauptsitz

Bundesministerin Ilse Aigner setzt den ersten Spatenstich für den neuen Hauptsitz des BVL. Bis 2013 entsteht auf dem Gelände des Johann Heinrich von Thünen-Institutes (vTI) in Braunschweig ein moderner Verwaltungs- und Laborkomplex, in dem der Leitungsbereich und die Zentralabteilung sowie die Abteilung Pflanzenschutzmittel zusammengeführt werden. (Bildquelle: BVL / Tief)

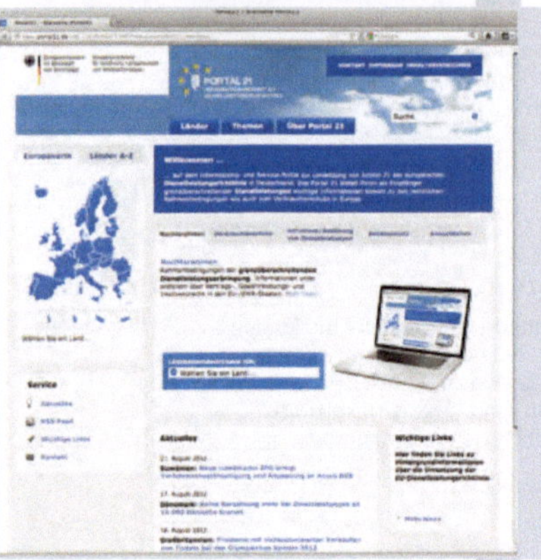

▶ 28.12.2009
Start Portal 21

Zusammen mit der Germany Trade & Invest (GTAI) startet das BVL www.portal21.de. Das Internetportal ist nach Artikel 21 der Europäischen Dienstleistungsrichtlinie benannt. Unternehmen wie auch Verbraucher, die Dienstleistungen in anderen Mitgliedsstaaten in Anspruch nehmen wollen, können sich dort über die jeweilige Rechtslage in einem anderen Land informieren. Die GTAI ist für den Unternehmensteil zuständig, das BVL für die Verbraucheraspekte.

2010

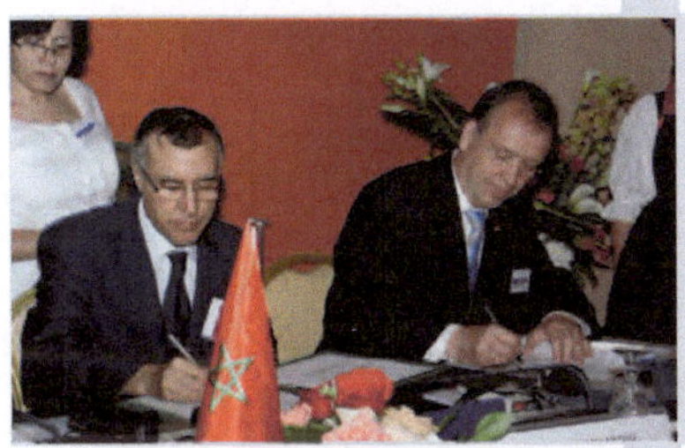

▶ **29.04.2010**
Zusammenarbeit BVL – ONSSA

Die Präsidenten der marokkanischen Lebensmittelsicherheitsbehörde ONSSA und des BVL unterzeichnen in Meknès (Marokko) eine Vereinbarung zur engen Zusammenarbeit. Zwischen den beiden Behörden soll es einen regelmäßigen Austausch über Fachthemen wie etwa Rückstände von Pflanzenschutzmitteln in Obst und Gemüse geben. Im September 2010 kommt es zum Gegenbesuch: BVL-Präsident Dr. Helmut Tschiersky-Schöneburg empfängt seinen marokkanischen Amtskollegen Dr. Hamid Benazzou in Berlin. (Bildquelle: BMELV)

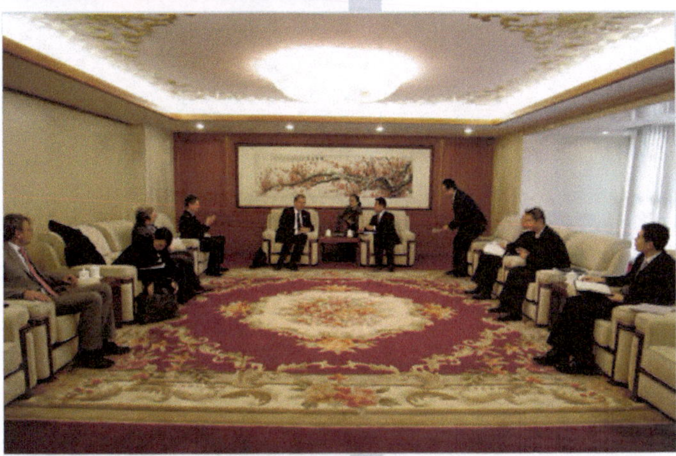

▶ **November 2010**
Delegation in China

Eine BVL-Delegation reist nach China, um dort Gespräche mit verschiedenen Behörden zu führen. So können die Mitarbeiter Vertretern von Untersuchungseinrichtungen aus allen chinesischen Provinzen das deutsche System der Lebensmittelüberwachung vorstellen. Außerdem wird die bestehende Zusammenarbeit mit dem Institute for the Control of Agrochemicals, Ministry of Agriculture durch die Unterzeichnung eines Memorandum of Understanding fortgeschrieben. Das BVL leistet seit 2008 Beratungshilfe für chinesische Behörden. (Bildquelle: BVL)

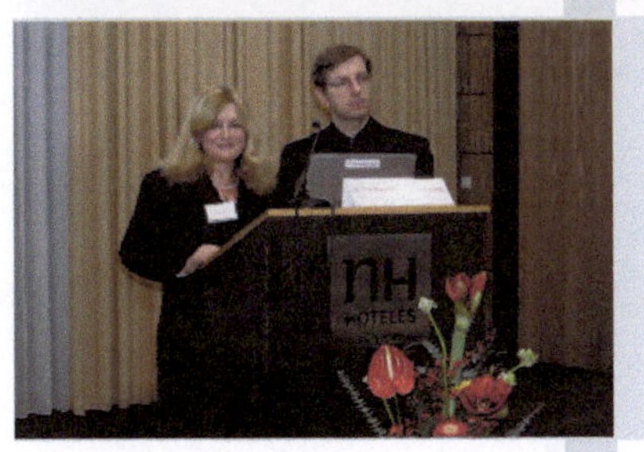

▶ **13./14.12.2010**
Pharmakovigilanz-Symposium

Rund 140 Experten und Wissenschaftler tauschen sich bei einem vom BVL in Berlin veranstalteten Symposium über die neuesten Entwicklungen auf dem Gebiet der Pharmakovigilanz bei Tierarzneimitteln aus. Tierarzneimittel werden mittlerweile zeitgleich in vielen Staaten der Welt zugelassen. Umso wichtiger ist ein gut funktionierendes Pharmakovigilanz-Netzwerk auf nationaler, europäischer und globaler Ebene. (Bildquelle: BVL)

2011

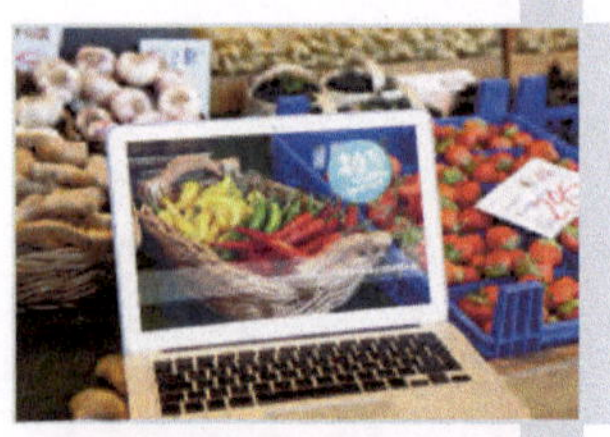

▶ 01.01.2011

Internetkontrolle

Das BVL entwickelt zusammen mit den Bundesländern ein Konzept zur Kontrolle des Online-Lebensmittelhandels. Beim BVL wird eine zentrale Stelle zur Internetrecherche eingerichtet. Die BVL-Zentralstelle durchsucht das Internet stichprobenartig nach Angeboten risikobehafteter Lebensmittel und leitet diese an die zuständigen Behörden zur Kontrolle weiter. Daneben wird versucht, alle nicht registrierten deutschen Lebensmittelunternehmen mittels kontinuierlicher, automatisierter Suche aufzuspüren und unter das Dach der amtlichen Lebensmittelkontrolle zu bringen. (Bildquelle: BVL / Gloger)

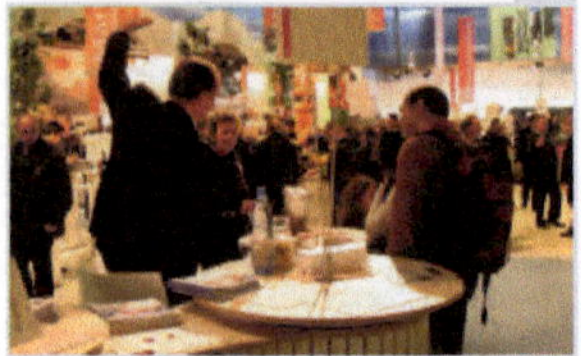

▶ 21.–30.01.2011

Eigener Stand auf der Grünen Woche

Erstmals ist das BVL bei der Internationalen Grünen Woche (IGW) mit einem eigenen Stand vertreten. Unter dem Motto "Vom Acker bis zum Teller – Sicherheit auf allen Stufen" soll den Messebesuchern veranschaulicht werden, wie das BVL entlang der gesamten Erzeugerkette mit vielfältigen Maßnahmen dazu beiträgt, Lebensmittel sicherer zu machen. Verschiedene Exponate und kleine Schautafeln verdeutlichen die Aufgaben des BVL. Bundesministerin Ilse Aigner besucht im Rahmen eines Presserundgangs den Stand. (Bildquelle: BVL / Tief)

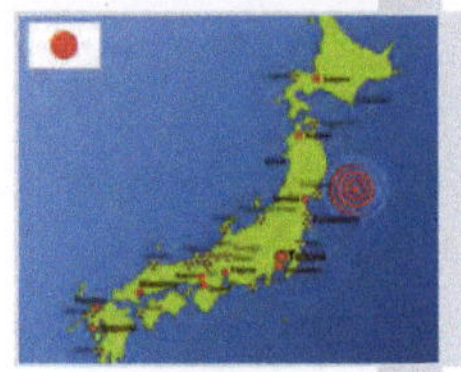

▶ März / April 2011

Fukushima – Grenzwerte für japanische Lebensmittel

Die Reaktorkatastrophe im japanischen Fukushima beunruhigt auch die deutschen Verbraucher. Für japanische Lebensmittel werden EU-weit Einfuhrkontrollen vorgeschrieben. Die Bundesländer untersuchen verstärkt japanische Lebensmittel auf radioaktive Belastung und melden die Werte dem BVL. Das BVL veröffentlicht die Werte regelmäßig auf seiner Homepage. (Bildquelle: Fotolia)

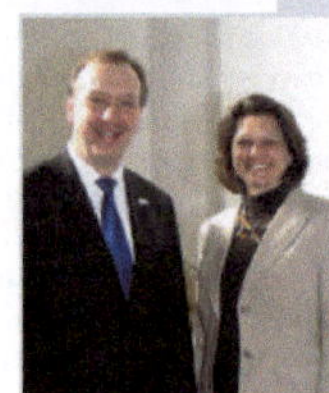

▶ 22.03.2011

Bundesministerin Aigner besucht BVL

Bundesministerin Ilse Aigner informiert sich bei einem Fachgespräch im Berliner Dienstsitz in der Mauerstraße über die Aufgaben des BVL. Angesichts der Dioxinfunde in Futtermitteln Anfang des Jahres und der Reaktorkatastrophe in Japan und der damit verbundenen Kontrolle von Lebensmitteln auf Radioaktivität verfolgt die Ministerin besonders interessiert die Ausführungen über das Fachinformationssystem FIS-VL. (Bildquelle: BVL / Tief)

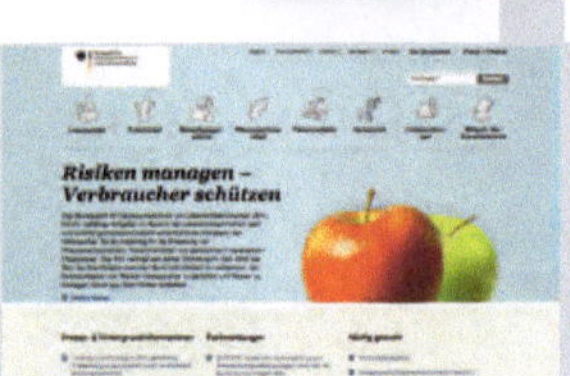

▶ 30.03.2011

Relaunch des Internetauftritts

Nach sechs Jahren wird der Internetauftritt des BVL vollständig überarbeitet und erhält ein modernes Design. Um die Orientierung zu erleichtern, werden in allen Themenbereichen Einstiegspfade für Verbraucher und Unternehmen geschaffen. Die vielfältigen Themenbereiche werden dadurch übersichtlicher.

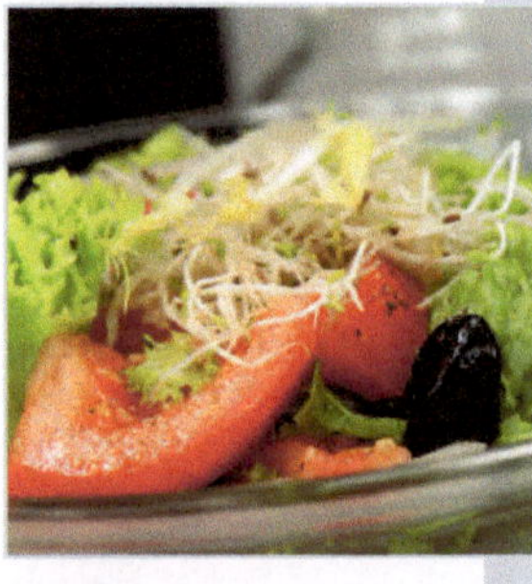

▶ Mai bis Juli 2011

EHEC-Ausbruch

Von Mai bis Juli kommt es vor allem in Norddeutschland zu einem großen EHEC-Ausbruch. Mehrere Tausend Menschen erkranken, 53 Menschen sterben. Trotz tausender Probenahmen bleibt die Quelle des Ausbruchs lange unklar. Die Ermittlungen einer am BVL angesiedelten Task Force bringen den Durchbruch: Durch Auswertung von Ausbruchsclustern (Orte mit Erkrankungshäufungen) sowie verfügbaren Lieferlisten und Daten zu Vertriebswegen ist es möglich, die Erkrankungen auf Sprossen aus einem niedersächsischen Gartenbaubetrieb zurückzuführen. Ermittlungen auf europäischer Ebene schaffen Klarheit: Krankheitsfälle in Frankreich stehen über dieselbe zur Sprossenproduktion verwendete Bockshornklee-Samencharge mit dem Gartenbaubetrieb in Niedersachsen in Verbindung. Ursache für den EHEC-Ausbruch sind mit hoher Wahrscheinlichkeit aus Ägypten importierte Bockshornkleesamen. Für das BVL wird der EHEC-Ausbruch zur größten Herausforderung seiner bisherigen Geschichte. (Bildquelle: Fotolia)

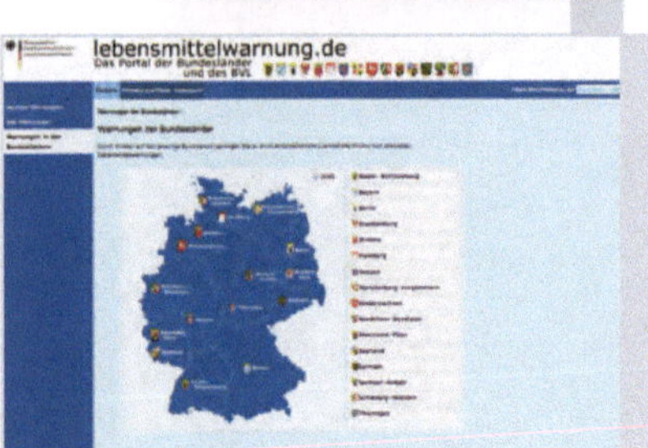

▶ 21.10.2011

Start www.lebensmittelwarnung.de

BVL-Präsident Dr. Helmut Tschiersky-Schöneburg stellt zusammen mit Bundesministerin Ilse Aigner und der Vorsitzenden der Verbraucherschutzministerkonferenz Renate Jürgens-Pieper das neue Portal www.lebensmittelwarnung.de vor. Erstmals können sich Verbraucherinnen und Verbraucher im Internet zentral über Lebensmittelwarnungen in Deutschland informieren. Die Bundesländer veröffentlichen im Portal Warnungen der Lebensmittelunternehmen und der zuständigen Behörden vor gesundheits-gefährdenden Lebensmitteln. Auch das BVL kann auf www.lebensmittelwarnung.de vor Produkten warnen, wenn etwa das Produkt aus dem Ausland vertrieben wird (z.B. via Internet) und kein Hersteller oder Vertreiber in Deutschland existiert.

2012

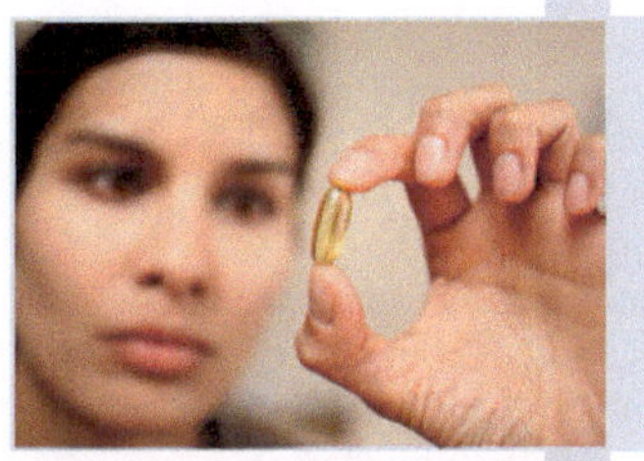

▶ März 2012
Expertenkommission für Borderlineprodukte

Das BVL und das Bundesinstitut für Arzneimittel und Medizinprodukte richten eine Expertenkommission zur Einstufung von Stoffen ein, die als Lebensmittel in den Verkehr gebracht werden. Zunehmend werden in Lebensmitteln Stoffe verwendet, die bislang lediglich als Arzneimittel bekannt waren. Die Gemeinsame Expertenkommmission soll Kriterienkataloge, Entscheidungsbäume und Stellungnahmen erarbeiten. Die zu erarbeitenden Gutachten werden mit einer Empfehlung schließen, ob ein Stoff als Lebensmittel verkehrsfähig ist. (Bildquelle: BVL / Gloger)

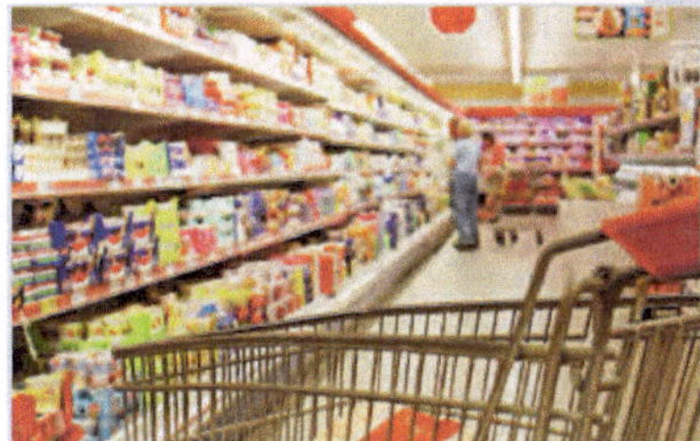

▶ 16.05.2012
EU veröffentlicht Health Claims-Liste

Die Europäische Kommission veröffentlicht eine Liste mit 222 gesundheitsbezogenen Angaben auf Lebensmitteln, sogenannten Health Claims. Die genehmigten Angaben entspringen aus rund 500 Einträgen aus den gebündelten Auflistungen der Mitgliedstaaten. Für die Erstellung der deutschen Liste war das BVL zuständig. (Bildquelle: Fotolia)

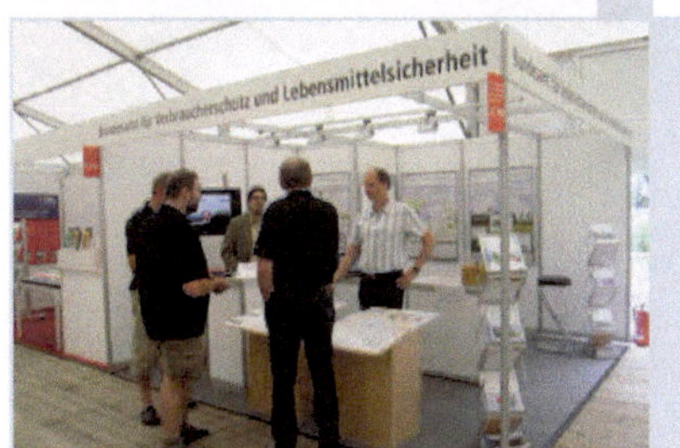

▶ 19.–21.06.2012
Stand auf den DLG-Feldtagen

Zum zweiten Mal bei den DLG-Feldtagen, das erste Mal mit einem eigenen Stand: Mitarbeiter der Abteilungen Pflanzenschutzmitteln und Gentechnik informieren auf 16 Quadratmetern Ausstellungsfläche über aktuelle Themen aus ihren Bereichen, etwa über die Festlegung von Rückstandshöchstgehalten von Pflanzenschutzmitteln oder über den Nachweis von gentechnisch veränderten Organismen in Saatgut. 2009 feierte das BVL als Mitaussteller im GVO-Themenzentrum seine Premiere auf den DLG-Feldtagen. (Bildquelle: BVL / Tief)

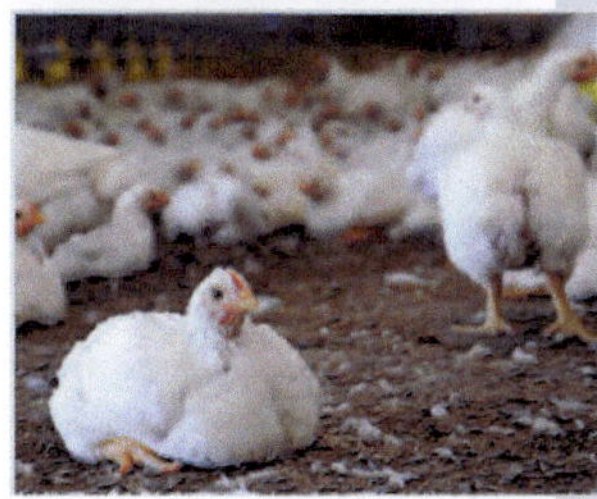

▶ September 2012
Einrichtung eines Tierarzneimittel-Abgabemengen-Registers

Erstmals wird in Deutschland die Antibiotika-Abgabemenge zentral erfasst. Das BVL veröffentlicht die Daten für das Kalenderjahr 2011. Seit 2011 müssen pharmazeutische Unternehmen und Großhändler ihre jährlichen Verkaufszahlen für Tierarzneimittel, die Antibiotika und bestimmte hormonelle Stoffe enthalten, an ein zentrales Register melden. Das Register wird beim Deutschen Institut für Medizinische Dokumentation und Information geführt und vom BVL betreut. Durch die Daten sollen weitergehende Erkenntnisse zur Antibiotikaresistenz-Entwicklung in der Tiermedizin, aber auch beim Menschen gewonnen werden. (Bildquelle: Fotolia)

▶ Oktober 2012
Das BVL heute

10 Jahre nach seiner Gründung besteht das BVL aus vier Fachabteilungen, einer Referatsgruppe, der Organisationseinheit Wirtschaftlicher Verbraucherschutz, der Abteilung Zentrale Dienste und dem Leitungsbereich. 500 Mitarbeiterinnen und Mitarbeiter arbeiten an den Standorten Braunschweig-Bundesallee und -Messeweg sowie Berlin-Mitte und -Marienfelde. Das Haushaltsvolumen beträgt rund 37,5 Millionen Euro.

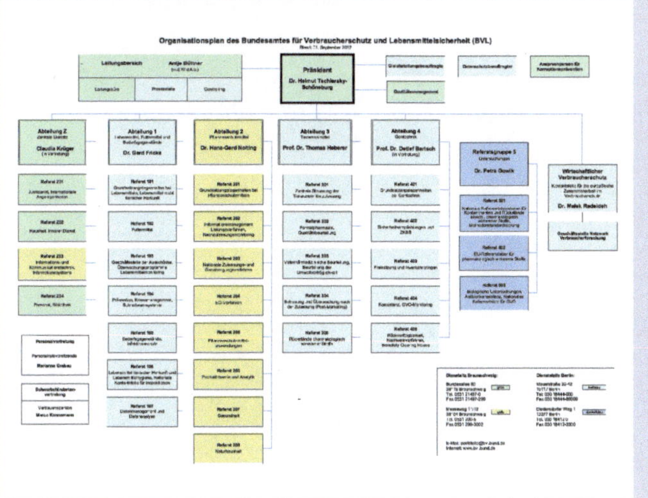

Das Bundesamt für Verbraucherschutz und Lebensmittelsicherheit

Das Bundesamt für Verbraucherschutz und Lebensmittelsicherheit (BVL) wurde im Jahr 2002 als selbstständige Bundesoberbehörde im Geschäftsbereich des Bundesministeriums für Ernährung, Landwirtschaft und Verbraucherschutz (BMELV) für das Risikomanagement im Bereich der Lebensmittelsicherheit errichtet. Der Arbeitsschwerpunkt des BVL liegt im gesundheitlichen Verbraucherschutz. Zu seinen Aufgaben gehört es, die Koordination zwischen Bund und Ländern zu verbessern, die Kommunikation von Risiken transparenter zu gestalten und Risiken zu managen, bevor aus ihnen Krisen entstehen.

Beispielsweise koordiniert das BVL die von den Ländern durchgeführten Überwachungsprogramme für Lebensmittel, Futtermittel und Bedarfsgegenstände, ist nationale Kontaktstelle für das Schnellwarnsystem der Europäischen Union (RASFF) und fungiert im Krisenfall als Lagezentrum für den Krisenstab Lebensmittelsicherheit des BMELV.

Das BVL ist außerdem die zuständige Behörde für die Zulassung von Pflanzenschutzmitteln und Tierarzneimitteln in Deutschland sowie für Genehmigungsverfahren bei gentechnisch veränderten Organismen. Im BVL sind ein europäisches und acht nationale Referenzlaboratorien für bestimmte Rückstände und Kontaminanten sowie das Resistenzmonitoring tierpathogener Erreger angesiedelt. Die behördlichen Laboratorien sind ein wichtiger Baustein, um einen einheitlich hohen Standard in der Lebensmittelsicherheit zu erreichen.

Das BVL hat schließlich auch gesetzliche Zuständigkeiten im wirtschaftlichen Verbraucherschutz. Es engagiert sich in einem Netzwerk europäischer Behörden für den grenzüberschreitenden Schutz kollektiver Verbraucherinteressen, indem es Informationen austauscht und für die Durchsetzung von Verbraucherrechten sorgt. Zudem informiert es Dienstleistungsempfänger im „Portal 21" über den Verbraucherschutz in Europa und kooperiert mit Verbraucherschutzbehörden weltweit.

Dialogorientiertes Handeln, effiziente Informationstechnik und Transparenz in seinen Entscheidungen prägen das Management des BVL. Sein Dienstsitz ist Braunschweig, eine weitere Dienststelle befindet sich in Berlin.

Weitere Informationen finden Sie unter:
www.bvl.bund.de

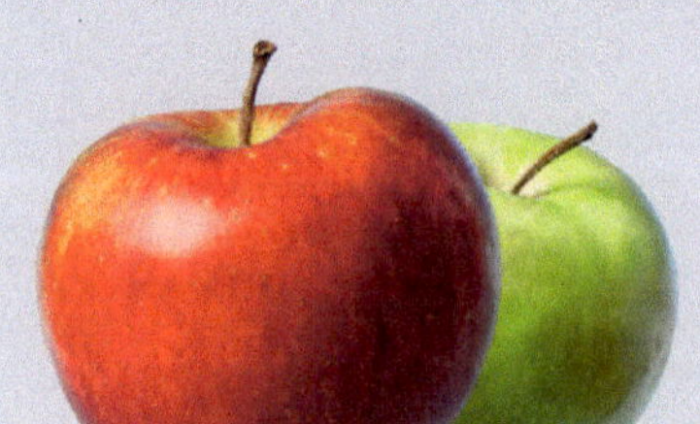

Kontakt:

Bundesamt für Verbraucherschutz und Lebensmittelsicherheit
Bundesallee 50
38116 Braunschweig
Telefon: 0531 / 214 97 -0
Telefax: 0531 / 214 97 -299
E-Mail: poststelle@bvl.bund.de

Impressionen des Jubiläums und der Festveranstaltung

5.1 Impressionen vom Fachsymposium und der Festveranstaltung „Vom Acker bis zum Teller – 10 Jahre BVL im Dienste des Verbraucherschutzes"

Mehr als 300 geladene Gäste kamen in der Stadthalle Braunschweig am 31. Oktober 2012 zu einem fachlichen Symposium und einer Festveranstaltung unter dem Motto „Vom Acker bis zum Teller – 10 Jahre BVL im Dienste des Verbraucherschutzes" zusammen. Neben den Redebeiträgen gab es für die Teilnehmer, darunter die Bundesministerin für Ernährung, Landwirtschaft und Verbraucherschutz Ilse Aigner, der niedersächsische Landwirtschaftsminister Gerd Lindemann und die Direktorin der Europäischen Behörde für Lebensmittelsicherheit (EFSA) Catherine Geslain-Lanéelle, auch Zeit für ungezwungenes Zusammensein. (Alle Bilder: BVL / Gloger)

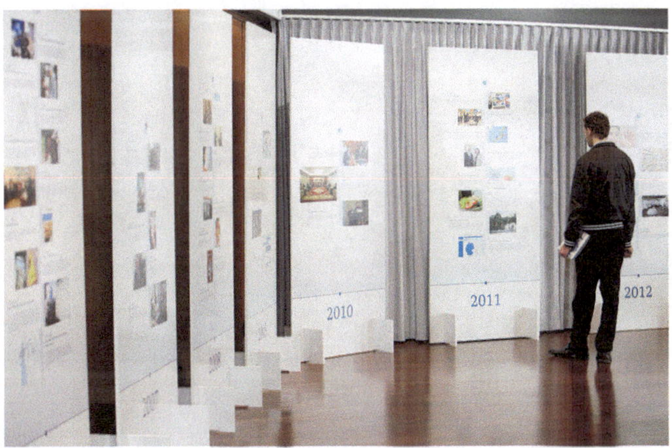

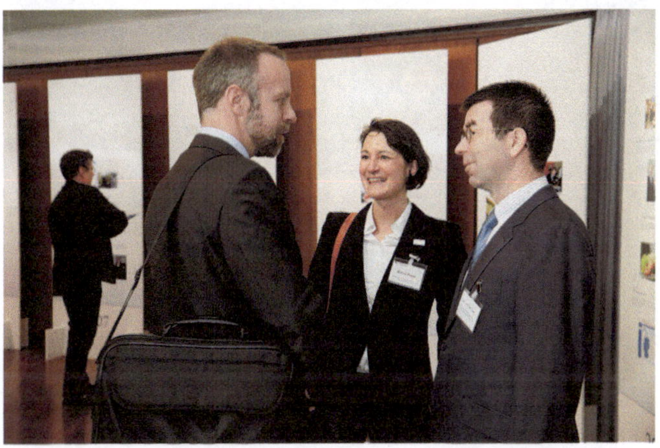

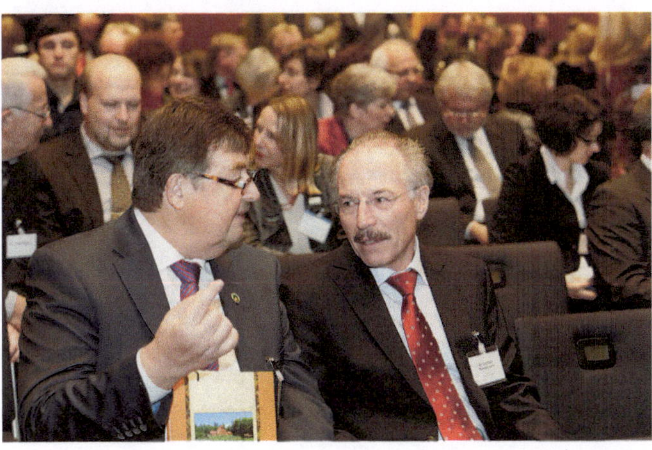

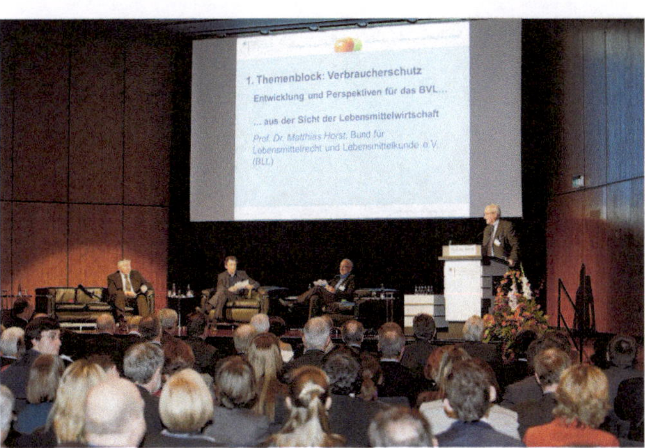

Bericht zum 10-jährigen Jubiläum des Bundesamtes für Verbraucherschutz und Lebensmittelsicherheit,
DOI 10.1007/978-3-0348-0662-6_5,© Bundesamt für Verbraucherschutz und Lebensmittelsicherheit (BVL) 2013

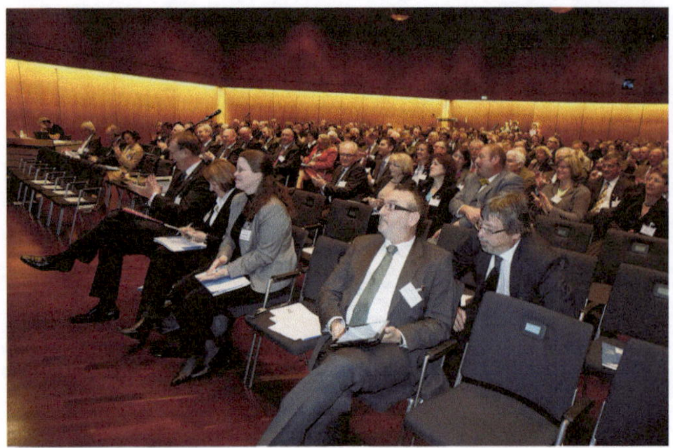
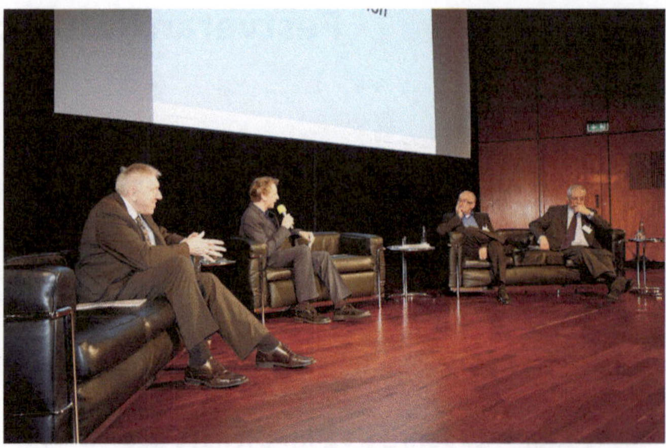

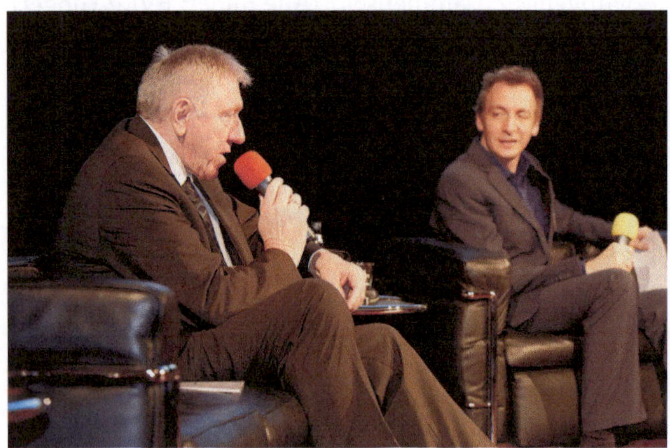
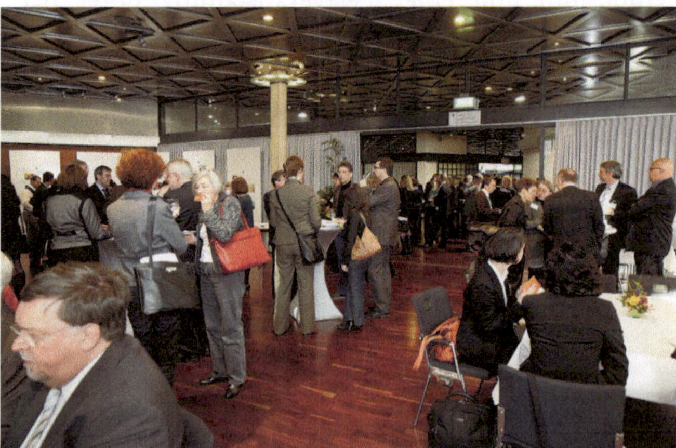

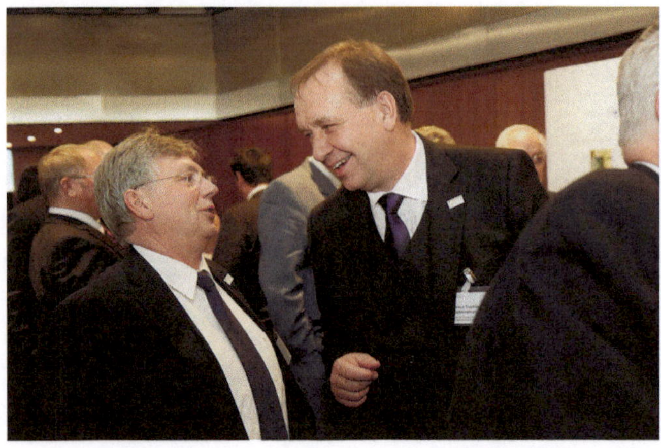
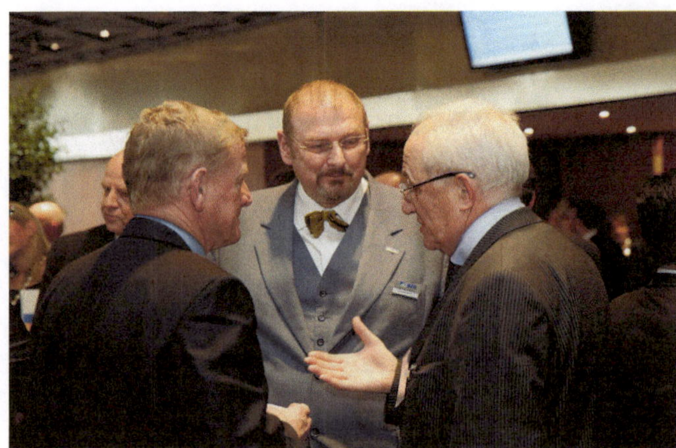

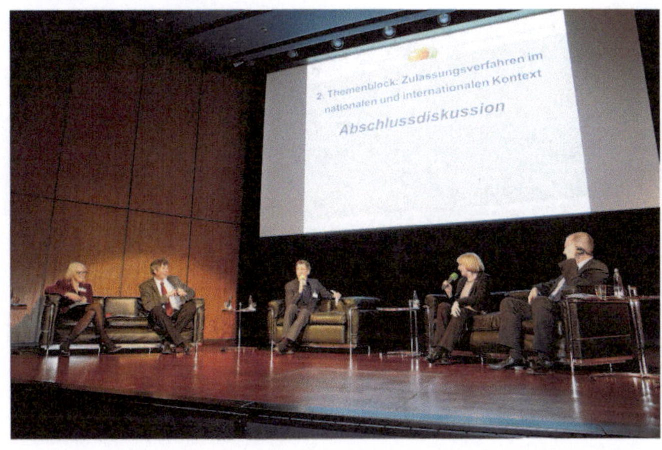
2. Themenblock: Zulassungsverfahren im
nationalen und internationalen Kontext
Abschlussdiskussion

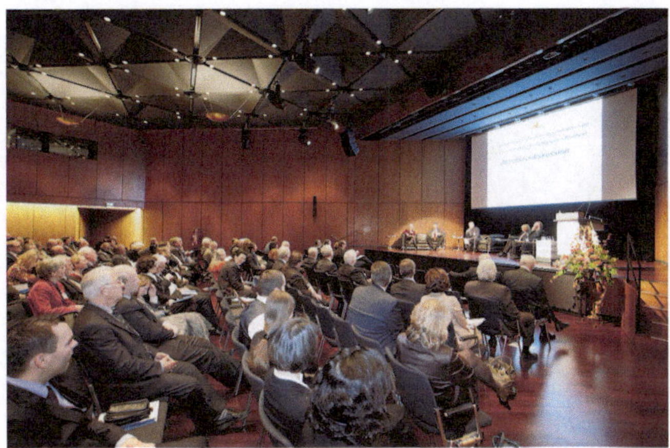

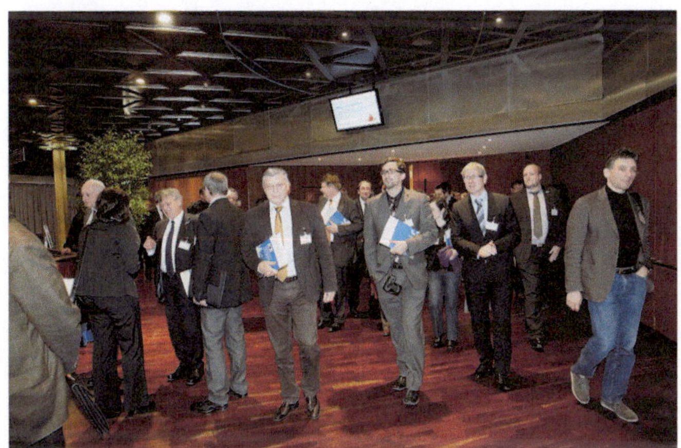

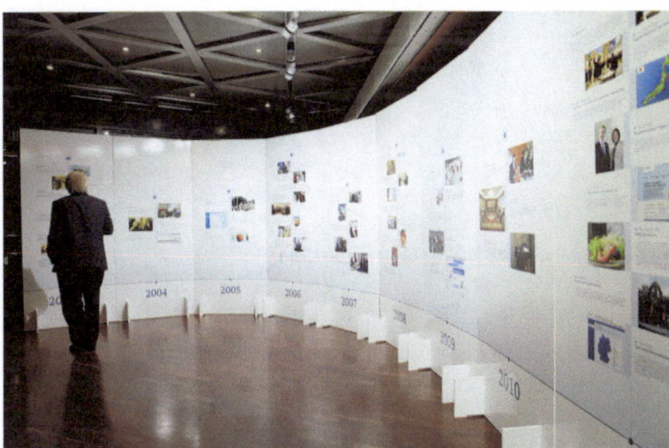

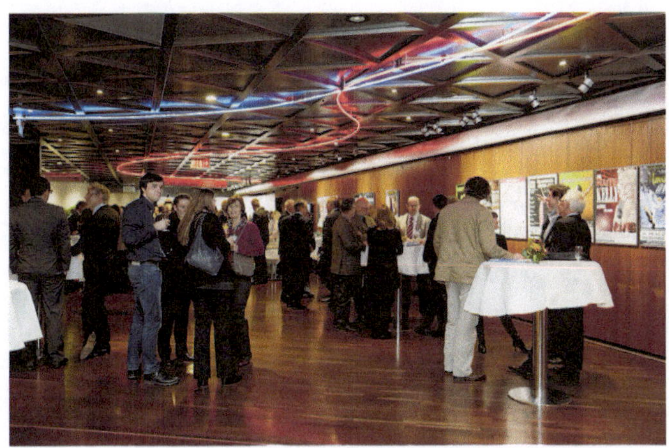

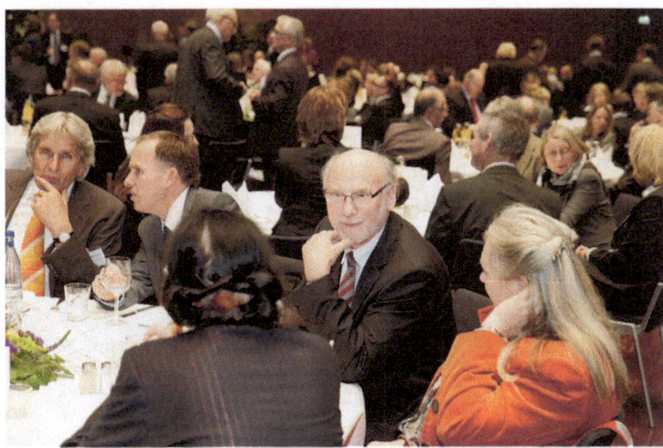

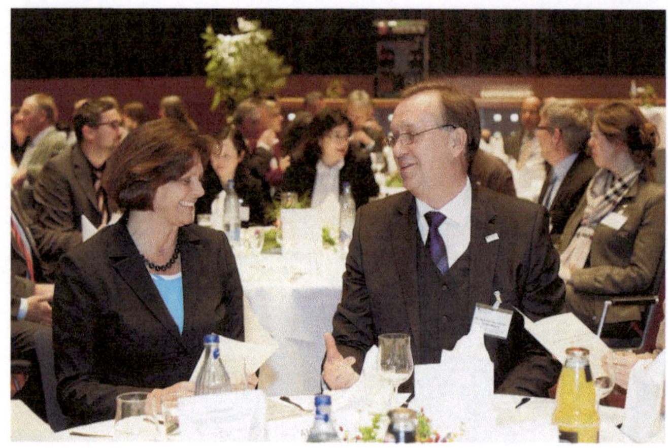
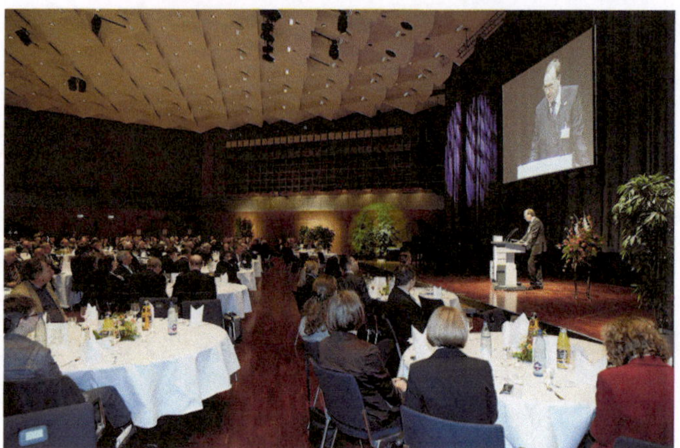
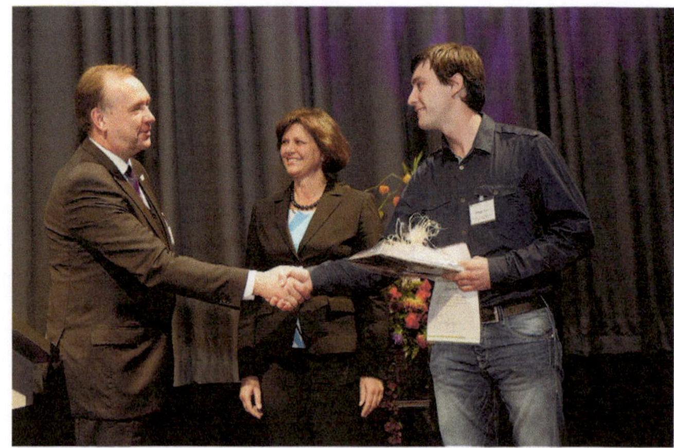
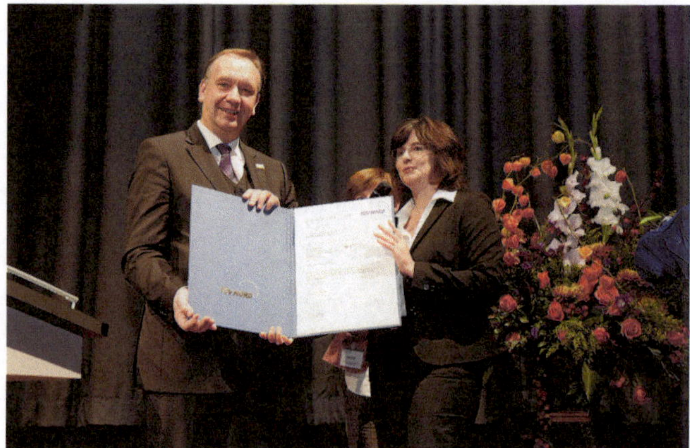
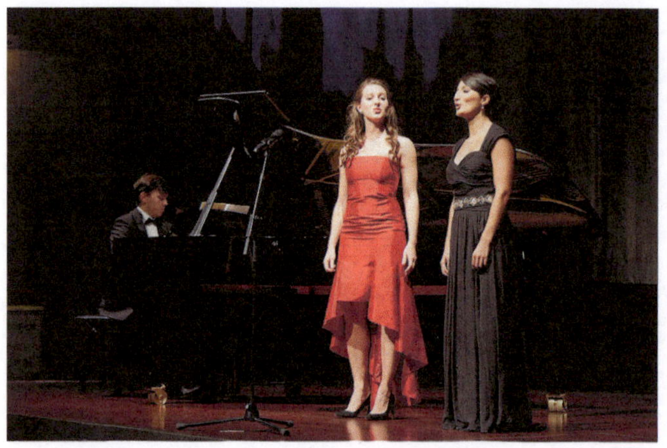
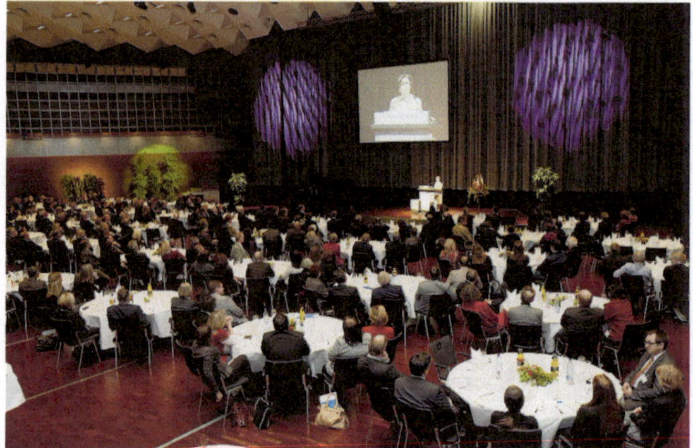

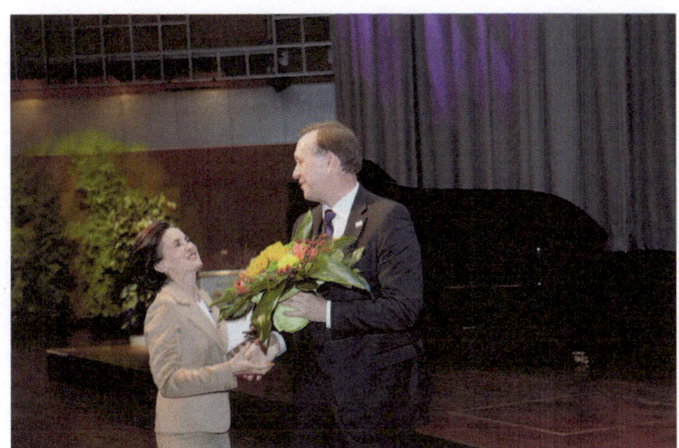 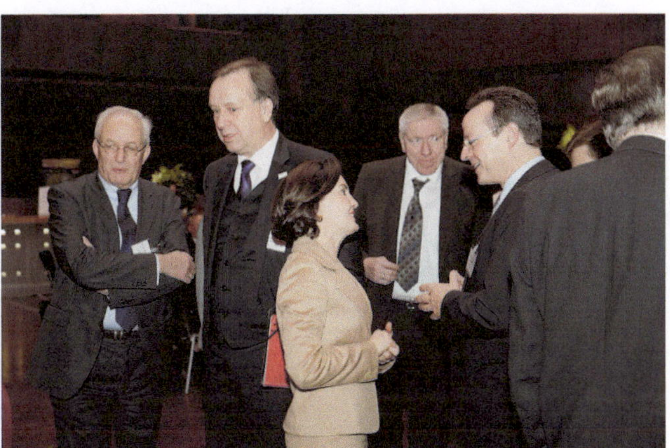